AF302399

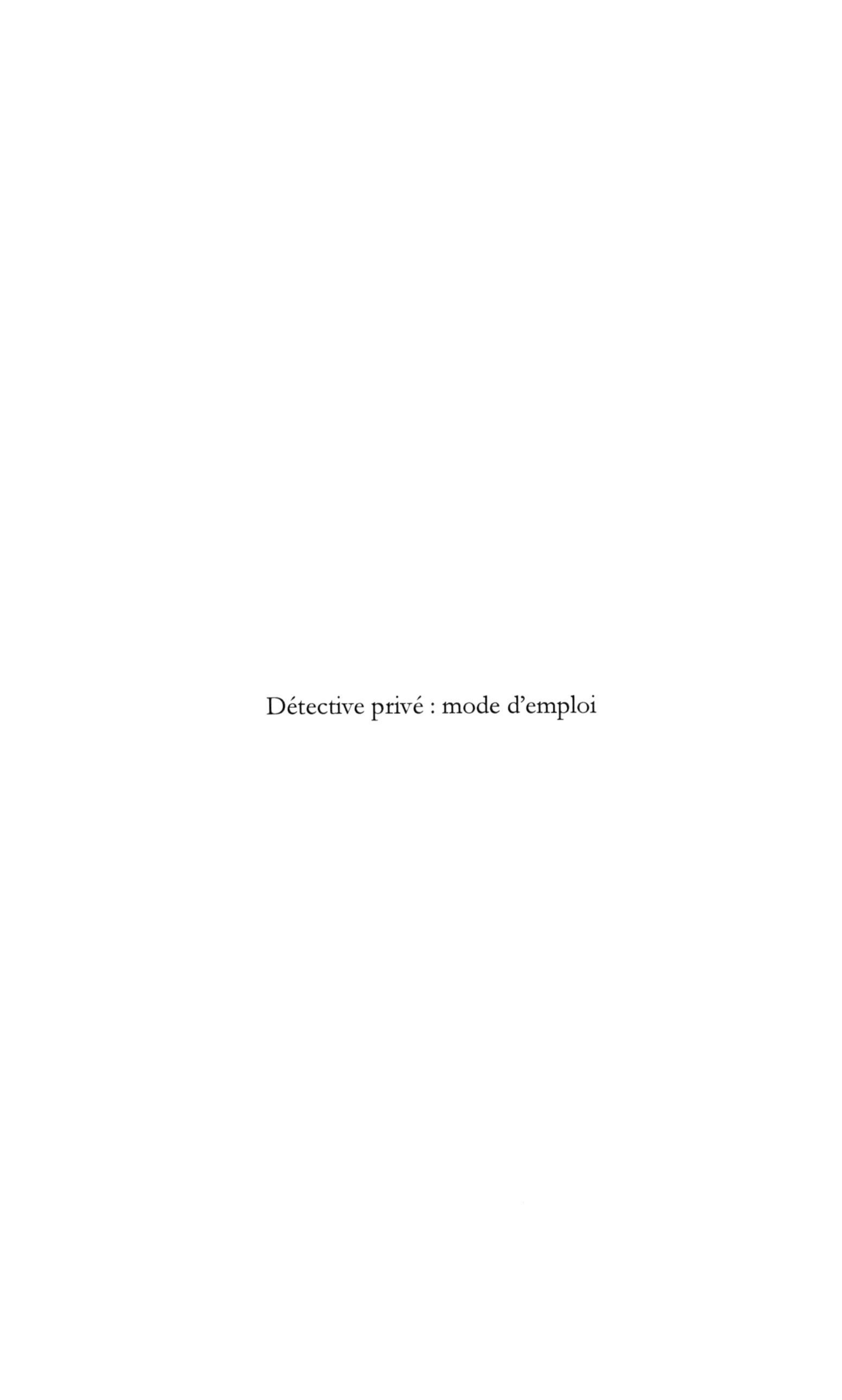

Détective privé : mode d'emploi

©2024. EDICO
Édition : JDH Éditions
77600 Bussy-Saint-Georges
Imprimé par Libri Plureos GmbH, Friedensallee 273, 22763 Hambourg, Allemagne

Conception et rédaction : Yoann Laurent-Rouault pour la Cat's Society

Illustrations : Victoria Laurent-Rouault (Mademoiselle Yume Chat noir)

Réalisation et conception couverture : Cynthia Skorupa

ISBN : 978-2-38127-393-8
Dépôt légal : décembre 2024

Dominique Large
&
Yoann Laurent-Rouault

Détective privé :
mode d'emploi

Illustrations de Victoria Laurent-Rouault

(Mademoiselle Yume Chat noir)

JDH Éditions

Les Indispensables

Comment devenir détective privé ?

Quelles écoles ?

Quelles formations ?

Et pour combien de temps ?

Où ?

Que peut faire ou ne pas faire un détective privé ?

Quelle est la valeur légale de ses investigations ?

Qu'est-ce que c'est donc que ce métier, exactement ?

Écrit par Yoann Laurent-Rouault, en collaboration avec l'ancien capitaine de gendarmerie, Dominique Large, créateur de l'agence d'enquêtes privées « Inquisitor ».

Note d'intention de Dominique Large

J'ai le plaisir de vous proposer mon nouveau livre : *Détective privé : mode d'emploi*.

Cet ouvrage se veut être un véritable guide pratique pour tous ceux qui s'intéressent au métier de détective privé. Et c'est aussi un livre didactique pour ceux, professionnels ou particuliers, qui veulent faire appel au service d'un détective. Et bien évidemment, il s'adresse aux passionnés d'enquête et de mystère également.

Détective privé : mode d'emploi est né de mon propre parcours et de mon expérience dans le domaine. L'idée de ce livre m'est venue en réalisant le besoin existant d'informations fiables et concrètes pour ceux qui s'intéressent aux investigations privées.

Nous avons souhaité, avec mon co-auteur, partager mon expérience des méthodes, des outils et des conseils, que j'ai moi-même appliqués au fil des années en tant qu'officier de gendarmerie, en espérant inspirer et guider d'autres personnes qui ont comme moi le désir de comprendre et de résoudre certaines situations et bien évidemment le mystère d'une problématique donnée.

Cette démarche a également été à l'origine de la création de mon agence de détective privée située à Auxerre dans l'Yonne. Cette agence agréée a pour vocation de répondre aux besoins des particuliers et des entreprises en matière de sécurité d'enquête et de recherche dans le respect des règles déontologiques de la profession. Avec ce livre, je souhaitais aussi écrire une porte sur cet univers parfois méconnu et mettre en lumière les aspects concrets du métier.

J'espère que ce livre saura captiver les lecteurs et leur donner un aperçu authentique de ce que signifie être un détective privé.

Vous souhaitant bonne lecture.

Dominique Large

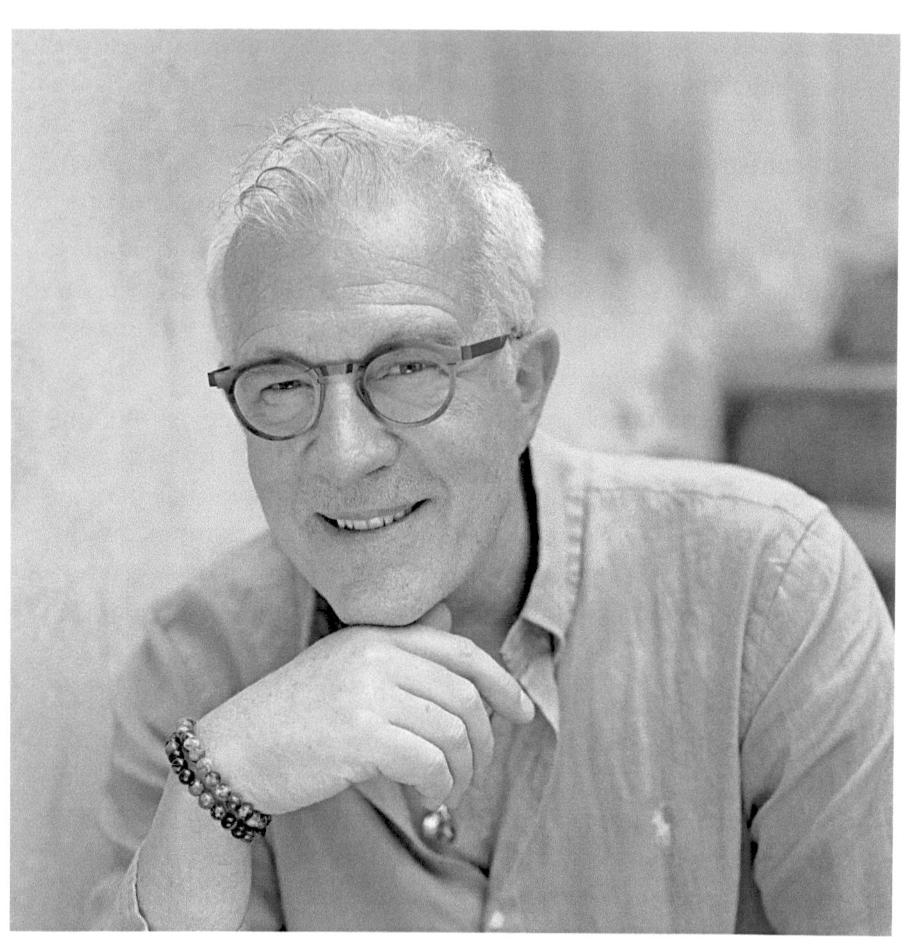

Dominique Large

Note d'intention de Yoann Laurent-Rouault

J'ai eu le privilège d'écrire la biographie, *Entreprendre après 60 ans*, de mon ami Dominique large. Et dans cette biographie, nous avons évidemment eu le temps de retracer ses longues années qu'il a passées au service de l'État en tant qu'officier de la gendarmerie. Des années ponctuées de réussites, d'enquêtes, d'interventions, mais aussi de drames, comme pour la tragédie du mont Sainte-Odile, pour ne citer que celle-ci, et qui lui vaudra de faire la « une » de *Paris Match*.

C'est donc un professionnel qui a été à la base du montage et qui a obtenu les accords administratifs nécessaires pour créer l'agence Inquisitor. Et même pour un professionnel de ce calibre, avec autant de relations et de connaissances qu'il a de son métier et de ses connexions acquises dans les plus hautes sphères du ministère de l'Intérieur ou des Armées, croyez-le, cet agrément n'a pas été aussi facile que ça à obtenir. Preuve en est que ce livre sort finalement un an quasiment après la date prévue.

Après avoir écrit plus d'une centaine de livres ces dernières années, et donc en avoir construit et scénarisé autant, ce qui m'est apparu c'est que d'un sujet simple « Comment devenir détective privé ? » nous en sommes arrivés à un livre présenté de manière didactique et accessible, mais finalement à l'orchestration complexe. Et vous verrez, au fil de votre lecture, que les questions que Dominique Large soumet au lecteur et les questions qu'un novice de l'enquête et des us et coutumes de la fonction policière peut se poser, ont de quoi nourrir plusieurs chapitres.

Pendant un couple d'années, Dominique Large endossera le rôle de responsable du risque pour des entreprises connues et cotées, principalement dans le domaine de la cosmétique, c'est grâce peut-être à cette expérience qu'il a développé l'idée de créer cette agence qui aura certainement pour spécialité de se pencher vers le risque de l'espionnage industriel, sur le risque en général lié aux entreprises. Vous verrez que cet aspect est traité dans un des chapitres du livre.

Écrire ce livre pour moi était passionnant, et j'ai appris énormément sur le fonctionnement des entreprises de pointe et sur la face cachée de l'industrie comme de la procédure judiciaire. L'autre aspect extrêmement agréable de ce livre pour moi, fut de pouvoir collaborer avec ma fille Victoria sur le volet illustration du livre.

Je vous souhaite à tous et toutes une excellente lecture, je vous remercie d'avoir lu cette courte note d'intention.

Yoann Laurent-Rouault

directeur littéraire et directeur artistique et associé de JDH Éditions,
rédacteur en chef de la revue littéraire l'Édredon,
éditorialiste pour le groupe Lafont Presse Éditions,
écrivain, biographe, biographe d'entreprise et biographe politique,
maître diplômé des Beaux-Arts et illustrateur

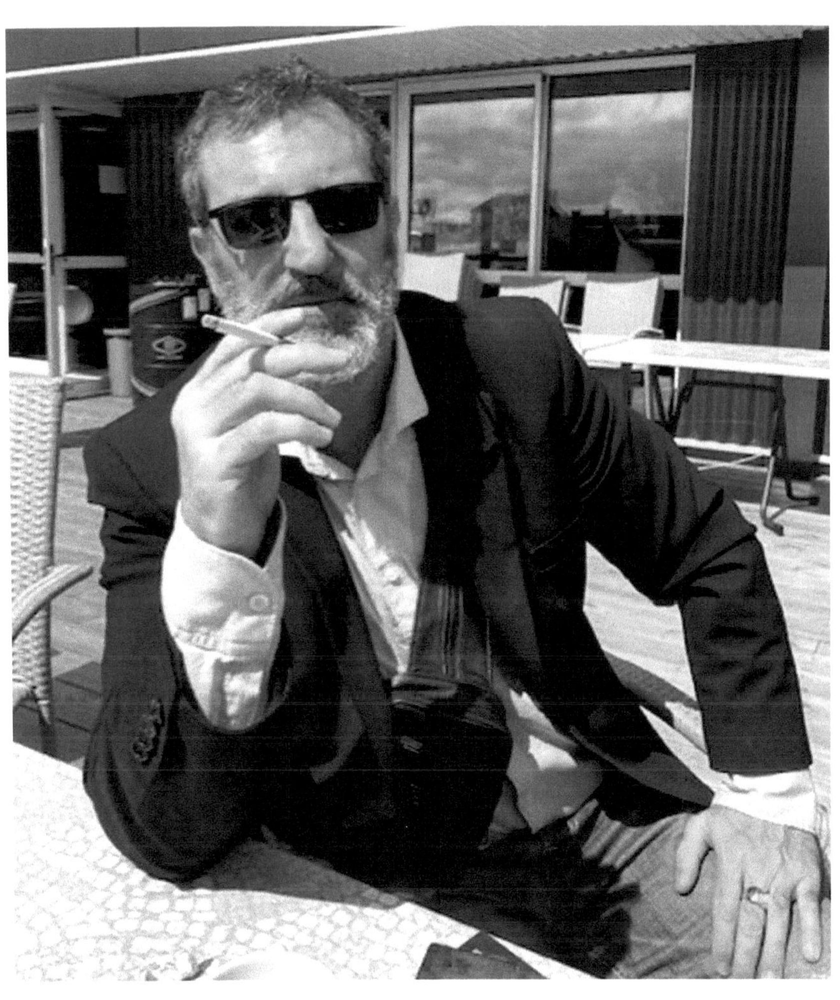

Yoann Laurent-Rouault

Détective privé :
mode d'emploi

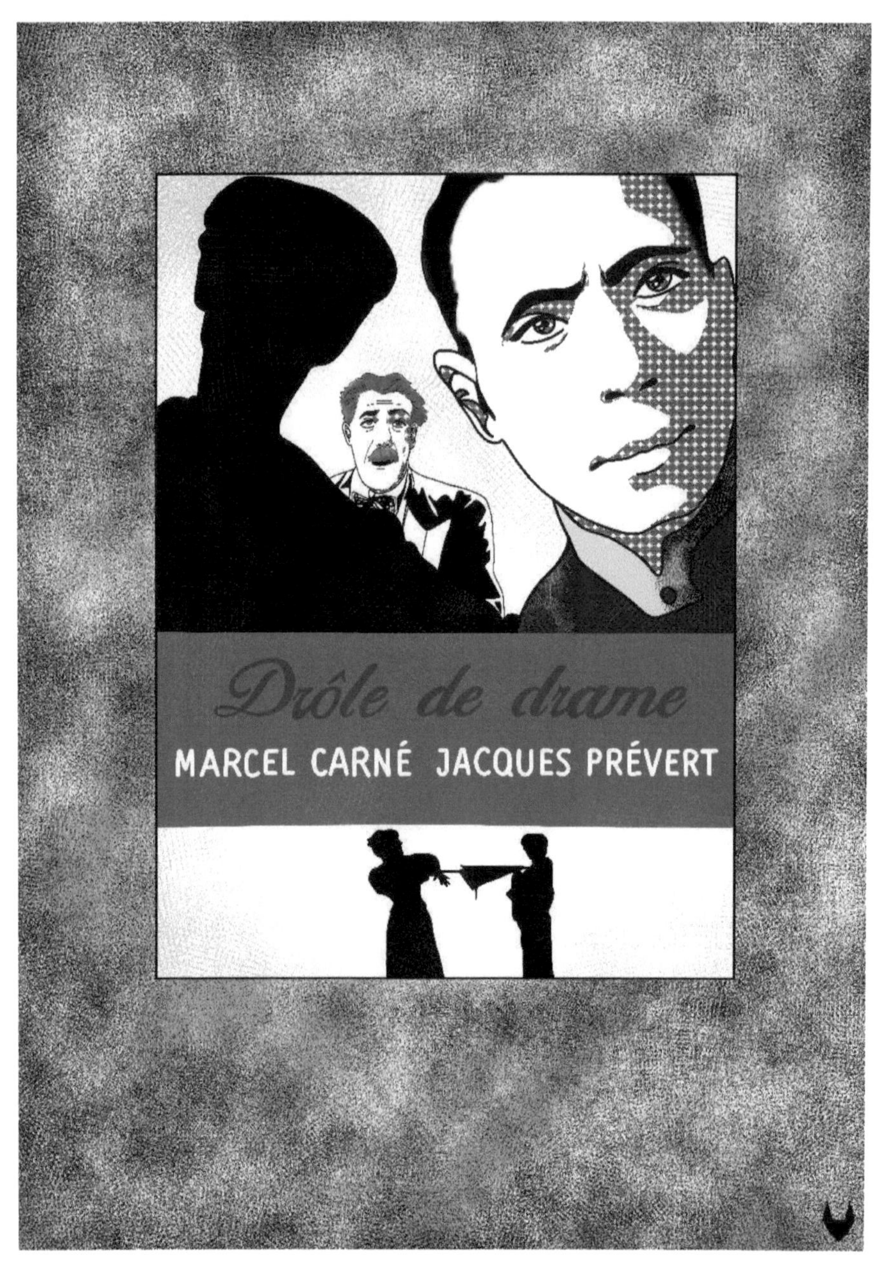

Affiche de film, Drôle de drame, réalisation originale de Victoria Laurent-Rouault, feutre et palette graphique, copyright « Mademoiselle Yume Chat noir », 2024

Avertissement

L'ambition de ce livre est d'être un guide didactique et donc de se vouer à son sommaire. Suivant l'intérêt du lecteur, certains chapitres peuvent présenter des informations déjà traitées dans de précédents chapitres, mais qui sont en général approfondies en fonction de la thématique du chapitre concerné.

CHAPITRE 1

L'agence Inquisitor

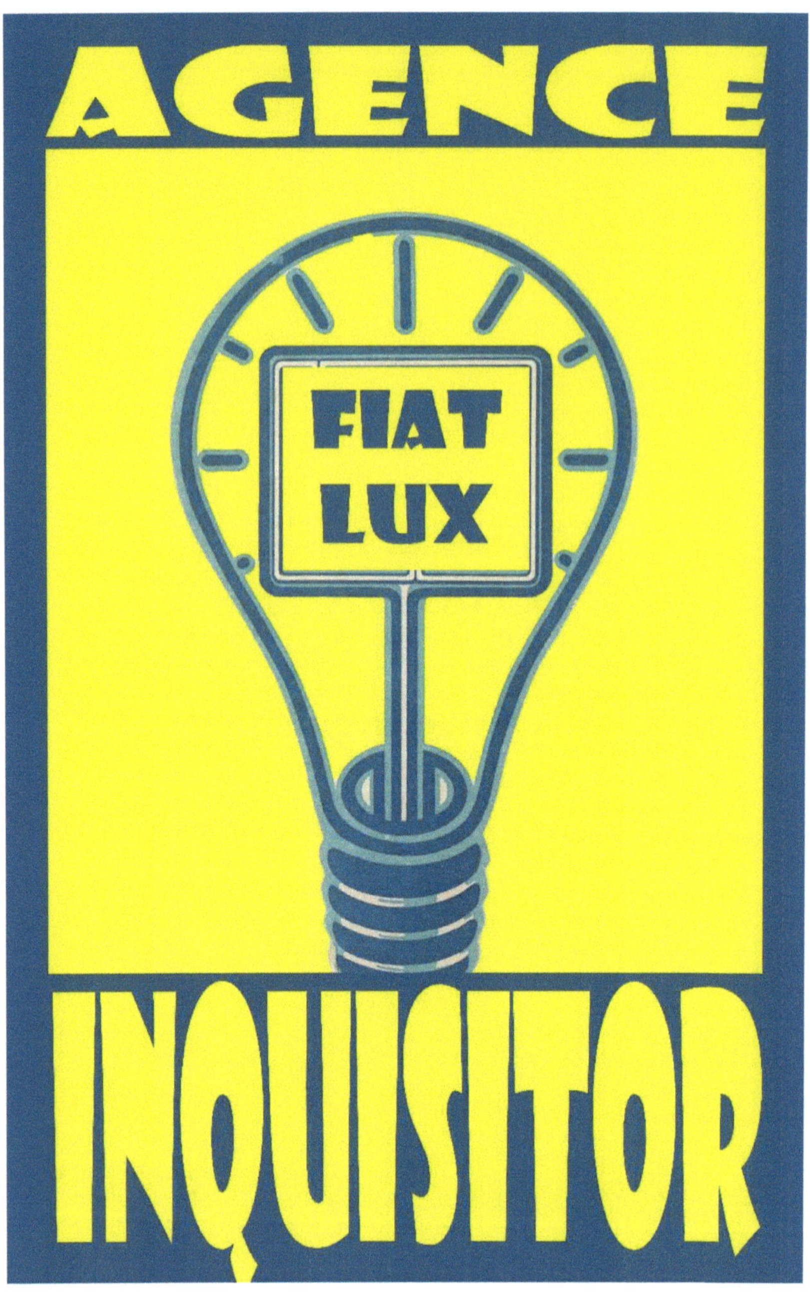

Illustration originale, palette graphique, Yoann Laurent-Rouault pour Dominique Large, copyright Inquisitor, 2023

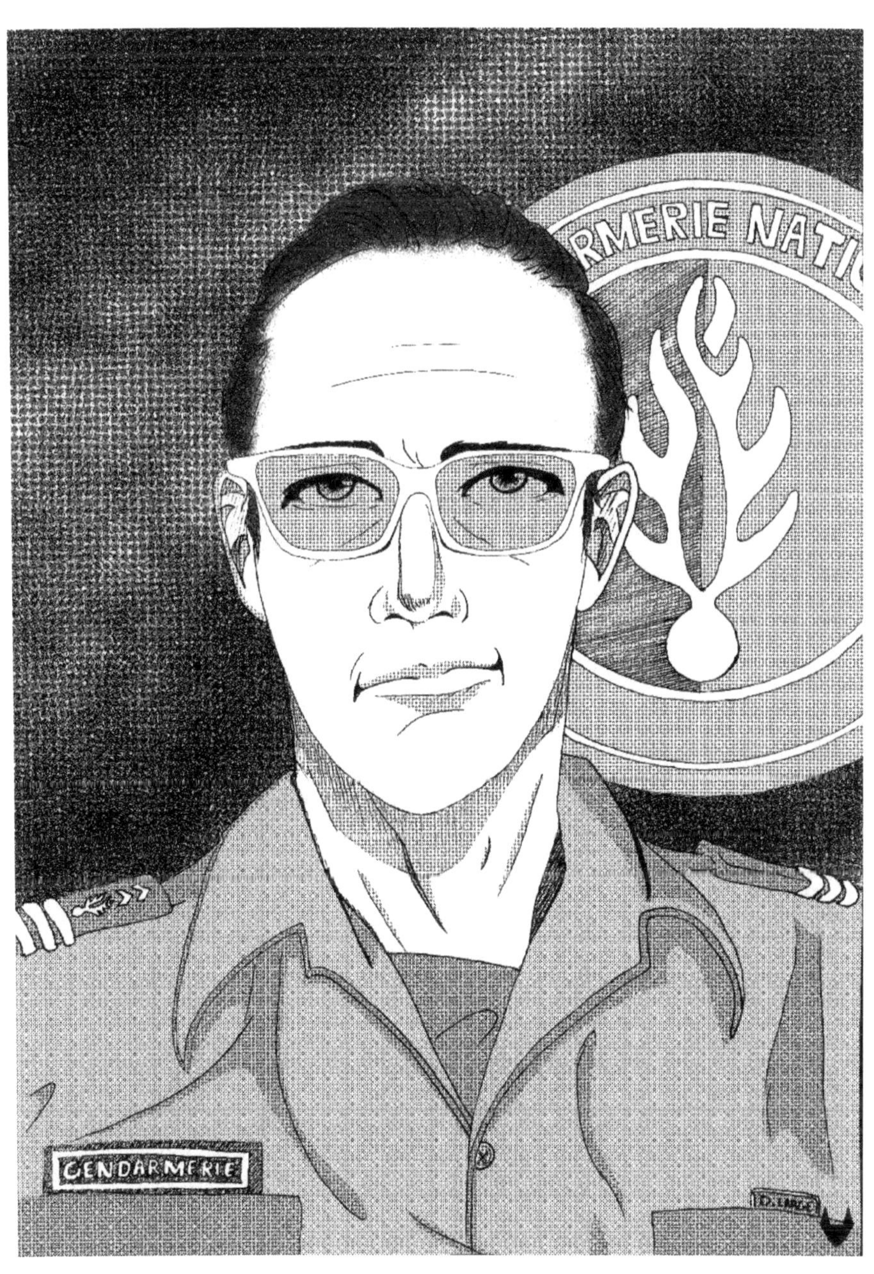

Portrait manga de Dominique Large, réalisation originale de Victoria Laurent-Rouault, feutre et palette graphique, copyright « Mademoiselle Yume Chat noir », 2024

Entretien avec Dominique Large
Fondateur de l'agence Inquisitor

Ce premier entretien du livre porte sur la présentation de l'agence d'enquêtes privées Inquisitor et sur le métier d'agent d'enquête privé, que l'on dénomme plus communément sous le terme de détective privé. Ce métier génère nombre de fantasmes pour le grand public. Mais qu'en est-il réellement ?

Qu'est-ce que le métier de détective privé ?

Quelles sont les limites de la fonction ?

Et de répondre à la question fondamentale qui est celle-ci : comment devient-on un privé ?

Nestor Burma, Magnum et Sherlock Holmes n'ont plus qu'à bien se tenir, car voici venu le temps d'écouter l'enquêteur Dominique Large.

— Dominique, quelle est l'histoire de la fondation de l'agence Inquisitor ?

— *Pour moi, l'heure de la retraite allait arriver. Et un peu trop tôt à mon goût. Aussi, je pensais à ma reconversion. J'étais encore très imprégné du métier d'enquêteur. J'ai donc songé à créer ma propre entreprise dans le domaine… une agence de « détectives privés »…*

— Mais pourquoi vouloir créer une agence ? D'après ce que j'en sais, vous pouviez aussi tout autant vous établir seul ?

— *Peut-être parce que j'avais aussi dans l'idée de recruter et de créer de l'emploi… Et puis ce métier me convenait bien, car c'est faire œuvre utile que d'exercer cette profession. Beaucoup de gens, sur beaucoup de sujets, que ce soient des particuliers ou des entreprises, ont besoin d'aide sous différents aspects. Faire la lumière est bien souvent une nécessité dans nombre de cas…*

— Par quelle démarche avez-vous commencé pour la fondation de l'agence Inquisitor ?

— *La première demande que j'ai faite a été celle de « l'autorisation d'exercice ». Dans mon cas et à l'époque, en tant que « futur ancien officier de gendarmerie », le premier pas a été de s'adresser au bureau de reconversion. Il faut demander à être rayé des contrôles de la gendarmerie à partir de la date choisie ou imposée par l'administration militaire. Ensuite, la demande est envoyée directement au ministère de l'Intérieur. Plus précisément au cabinet du ministre.*

— Et ensuite ?

— *J'ai donc rédigé une lettre directement adressée au ministre de l'Intérieur et à la direction des libertés publiques et des affaires juridiques. La seule restriction que j'ai reçue, et qui est commune à tout ancien personnel militaire, est un délai qui est imposé entre le moment où l'officier est rayé des cadres de la gendarmerie et le moment où il pourra commencer son travail d'agent d'enquêtes privées.*

— Mais cette démarche est spécifique à votre statut d'ancien officier de gendarmerie. Nous traitcrons de cas plus généralistes dans un chapitre spécifique de ce livre. D'ailleurs, vous-même, vous auriez pu vous dispenser de la démarche et choisir une voie plus classique…

— *Le fait d'avoir exercé pendant près de 40 ans le métier de gendarme, et de valider mes compétences acquises directement auprès du ministère de l'Intérieur, me dispensait de repasser un diplôme pour monter mon agence. Et de me justifier sur mes motivations. D'autant que dans mon cas, il ne s'agissait pas que d'enquêter à proprement parler, mais aussi de diriger une agence. Et par la suite, il me faudra quand même attendre l'agrément du Centre national des affaires privées, la seule administration habilitée à donner l'accord final d'exercer. Sans eux, rien n'est possible en termes d'exercice, même pour une entreprise de télésurveillance comme « Verisure » par exemple. D'ailleurs, le logo de cet organisme est présent dans leurs publicités si vous regardez bien…*

— Donc Dominique, vous obtenez l'agrément. Mais précédemment, vous avez évoqué un délai. Une sorte de condition suspensive. Quel était ce délai ?

— *Le délai est assez long, il est de 5 ans pour tout ancien gendarme. Et s'ajoute aussi le délai de traitement des dossiers par les organismes qui dispensent les agréments et donnent la carte professionnelle…*

— D'un point de vue administratif, quelles sont les autres demandes ou formalités à remplir ?

— *Bien évidemment, il s'agit de faire les déclarations de rigueur auprès des organismes sociaux et de l'administration et dans notre cas, nous dépendons aussi du code de la sécurité intérieure. Pour diriger une agence, il faut être ancien officier ou sous-officier de la police judiciaire ou de la gendarmerie. Un ancien gendarme, et c'est le seul cas dans la législation, n'a aucun examen complémentaire à passer. Pour le fonctionnaire, en règle générale, seules les catégories A et B peuvent prétendre « au titre ». À condition d'avoir exercé pour le ministère de la Défense ou d'avoir un lien avec ce dernier. Pour les autres catégories de personnel ou pour ceux qui envisagent tout simplement de faire carrière dans l'activité, il faut savoir qu'il existe une école de formation au métier d'enquêteur privé. Mais je crois que vous avez prévu de détailler ceci dans un chapitre du livre.*

— Tout à fait mon cher Dominique, c'est prévu et n'oublions pas que nous rédigeons ensemble non pas un livre sur le métier d'enquêteur privé, mais le guide du détective privé, qui s'adresse aussi bien à la clientèle du détective qu'aux personnes qui souhaitent devenir détectives. Mais pour en revenir à notre entretien, quel est le niveau d'étude exigé pour pouvoir diriger une agence d'enquêteurs privés ?

— *Il vous faut un bac +3 au minimum. Ne devient pas directeur d'une agence qui veut ! Et ce n'est peut-être pas plus mal comme ça. Je crois que le maillage des deux est important. Je veux dire par là qu'un diplôme ne remplace pas l'expérience qu'aurait pu acquérir tout au long d'une carrière un policier ou un gendarme, mais que la formation dispensée en école spécialisée n'est pas inutile non plus. Notamment sur le point de vue de la gestion d'une agence.*

— On devine aisément que pour exercer ce métier et à votre poste, les compétences doivent être multiples. À commencer par les notions de droit, ensuite par les notions de gestion d'entreprise et enfin et c'est peut-être le plus important, par les compétences d'enquêteur. Sans oublier que posséder un carnet d'adresses fourni peut aussi aider…

— *Les véritables compétences d'enquêteur ne s'acquièrent qu'avec l'expérience. Rien ne peut remplacer l'expérience du terrain. De plus, par rapport à un officier de police judiciaire ou un gendarme, l'enquêteur privé a beaucoup moins de pouvoir et beaucoup moins de solutions pratiques pour agir. Il faut être bien conscient et parfaitement au courant de ce qu'on peut faire et ne pas faire dans le cadre d'une enquête privée, de ce qui est légal et de ce qui ne l'est pas, et c'est vrai je le confirme, un carnet d'adresses bien fourni peut grandement faciliter la vie de l'enquêteur et surtout lui permettre d'obtenir de bons résultats sur les dossiers qui lui sont confiés. Mais on ne sort pas ce carnet d'adresses d'un chapeau et c'est pour ça que quelqu'un qui a exercé longtemps dans le domaine judiciaire sera plus à même d'en tirer profit. Je voudrais ajouter à cela que le métier de détective ou pour être exact d'agent d'enquête privée, peut paraître très glamour. Mais c'est un travail très difficile qui demande d'avoir beaucoup de compétences et qui demande que ces compétences soient variées, et surtout je dirais qu'il ne faut pas confondre la fiction et la réalité. De plus, cette activité demande aussi un grand sens moral, une impartialité totale et une attention de tous les instants. L'action à proprement parler compte moins que la réflexion. Dans la plupart des cas évidemment…*

— Oui, je me doute que chaque détective privé qui exerce en France n'est pas forcément propriétaire d'une Ferrari ni d'un bureau aux vitres fumées où une très belle secrétaire dévouée l'attend jour et nuit…

— *Oui, le fantasme télévisuel que nous évoquions un peu plus tôt est réellement présent dans l'esprit des gens… Le détective privé vit des aven-*

tures extraordinaires, séduit les dames et conduit des voitures de sport hors de prix. Il a aussi quelques belles amitiés dans le monde du journalisme, dans la police ou dans les tribunaux et dans les offices de médecine légale. Il est armé et en général, il a un chapeau. Mais là, nous sommes dans le fantasme le plus total…

— Donc, si je vous suis bien Dominique, le travail d'enquêteur privé est quand même différent du travail d'officier de police judiciaire ? Car nous le savons tous, un fonctionnaire de police ou un gendarme peuvent être amenés à vivre de grands moments d'action et de stress… ce qui n'est donc pas forcément le cas d'un privé ?

— *Pour commencer, il faut savoir qu'un enquêteur privé n'arrête personne. Il n'en a pas le droit. Ensuite, il n'est pas non plus question d'interrogatoire sur un suspect ni de placement en garde à vue. Son rôle est justement de transmettre aux autorités judiciaires compétentes, et à son client le cas échéant, les résultats de son enquête. Sa marge de manœuvre est donc considérablement restreinte par rapport à un policier.*

— Quels profils de candidats allez-vous retenir pour votre agence ?

— *La première chose que je souhaiterais, c'est créer un socle solide. C'est-à-dire que je voudrais dans un premier temps recruter des anciens policiers ou gendarmes. Il me faut des gens qui ont une certaine connaissance du terrain. Mais je veux aussi dans un deuxième temps, embaucher de jeunes gens qui auront leur diplôme d'enquêteur en poche et des notions de droit également.*

— Donc, des jeunes gens qui ont suivi la formation dont nous parlions tout à l'heure.

— *Tout à fait. Et l'idée est que les plus aguerris forment les plus jeunes. Il y a plein de ficelles à connaître dans ce métier, que ce soit pour mener une enquête complexe ou pour pratiquer une simple filature. La façon d'aller à la pêche aux renseignements demande aussi une certaine pratique, que ce soit par téléphone ou en direct. Je compte aussi sur de jeunes recrues pour* amener « les compétences » de leur siècle, à savoir : l'informatique. Aujourd'hui, il est indéniable que la recherche sur le Web demande certaines compétences que des policiers de terrain n'auront peut-être pas forcément acquises au cours de leur carrière. Donc, je compte sur le maillage de ces deux entités de l'agence pour être pleinement efficaces dans notre travail.

— Donc dans l'idée, vous voudriez faire fonctionner des binômes. Avec, si j'ose m'exprimer ainsi, un ancien flic et un jeune enquêteur…

— L'idée est de conjuguer expérience et actualisation sur le métier. Comme je demanderai aux « anciens » de faire des formations assez régulièrement pour rester à niveau et pour être au fait des changements légaux inhérents à l'activité.

— Une autre question maintenant : quelle sera la géographie d'intervention de l'agence Inquisitor ?

— L'agence sera bien évidemment en France. En Bourgogne-Franche-Comté plus précisément. Mais très vite, le but sera de rejoindre le réseau international de l'enquête privée et donc de pouvoir se déplacer partout en fonction de la demande. Ce qui pourra être très vite nécessaire si nous travaillons avec certaines entreprises de niveau international.

— Vous vous destinez à travailler davantage avec des entreprises qu'avec des particuliers ?

— Non pas nécessairement. Notre service sera pour les professionnels et les particuliers.

— Quel type de service fourniriez-vous aux entreprises ?

— Alors les cas possibles d'interventions ne manquent pas : l'arrêt de travail abusif d'un salarié, le détournement de produits ou de matières premières dans l'industrie, la concurrence déloyale d'une entreprise par rapport à une autre, l'espionnage commercial ou industriel, la surveillance de personnel en conflit avec l'entreprise…

— Par exemple, vous pourriez intervenir dans un dossier de prud'hommes ? En apportant les résultats d'une investigation qui prouve que le salarié n'a pas le comportement adéquat avec ses employeurs par exemple ?

— Tout à fait, cela fera partie de nos prérogatives. La recherche de créanciers aussi. Le non-recouvrement de dettes peut mettre en péril une entreprise. Et donc aussi mettre en péril les emplois. Et puis, il y a aussi tout le business parallèle de la contrefaçon qui est un vrai fléau pour nombre de commerces et d'entreprises. Et bien sûr, n'oublions pas le principal : le vol et le recel.

— Pourtant, la plupart des grosses entreprises ont leur propre service de sécurité…

— Oui, bien sûr, mais cela ne les empêche pas de faire appel à des agences privées pour la bonne et simple raison que justement leurs détectives sont souvent issus des milieux de la police. C'est donc une expérience précieuse qui est alors mise au service des entreprises demandeuses. De plus, un privé n'aura pas les contraintes que l'adjoint ou que le chef de sécurité d'une entreprise aurait. Même si l'entreprise a les moyens d'agir. N'oublions pas que pour tout salarié, le Code du travail s'applique. Une filature génère un panier d'heures supplémentaires conséquent, par exemple. Et un employé d'une grosse société par son contrat de travail a des restrictions qui peuvent l'empêcher de mener à bien une action visant à faire condamner ou à prévenir le vol et le recel ou d'autres infractions préjudiciables à son entreprise. Ne serait-ce qu'au niveau des assurances…

— Venons-en maintenant aux particuliers. Le cas de divorce doit être l'appel le plus fréquent ?

— Les affaires de divorce passent pour être le pain quotidien du détective privé. Mais en ce qui concerne la cellule familiale et le particulier en général, cela ne s'arrête pas là. Il y a aussi les enquêtes de type social. Elles peuvent être dépêchées par les services sociaux ou par un membre de la famille qui veut savoir si un enfant est par exemple réellement en danger ou non avec l'un de ses parents. Donc ici, c'est le principe de la mise en danger d'autrui qui s'applique ou celui de l'assistance à personne en danger

ou encore celui de la protection des mineurs. Un enquêteur privé peut aussi intervenir dans la renégociation de prestations compensatoires abusives. Bien sûr, il peut aussi intervenir dans toutes les histoires liées à l'adultère. S'ajoutent aussi dans cette section de possibles recherches de paternité ou de maternité et de filiation en général.

— C'est-à-dire ?

— *Une personne issue de la DDASS, et qui veut absolument connaître ses origines, peut aussi faire appel à un enquêteur privé pour parvenir à ses fins. Car dans la plupart des cas, les dossiers déposés sous X restent sous X. Il est extrêmement compliqué pour un particulier d'avoir accès à son dossier dit de « maternité ». Et il y a tout un faisceau de lois qui protègent la mère… et en ce qui concerne le père, la plupart du temps il n'est même pas mentionné… Dans le cas où les parents du client ou de la cliente sont décédés, ce qui est important aussi pour certaines personnes c'est d'avoir accès à un lieu de recueillement. Et c'est à nous de le trouver.*

— C'est-à-dire de retrouver la tombe des parents du client ?

— *Oui, la phrase est un peu brutale, mais en gros, c'est l'idée.*

— On sait que les enquêteurs privés s'activent aussi dans des histoires de successions plus ou moins délicates ou simplement pour des histoires de vérifications de filiations.

— *Un notaire peut avoir besoin de retrouver un héritier. Ou de vérifier la légitimité d'un héritier. Dans la majorité des cas, ce sera un enquêteur privé qui se chargera de la tâche. La police n'a aucune raison d'être motivée pour retrouver la trace de quelqu'un qui ne souhaite pas être trouvé ou pour prouver la filiation de quelqu'un pour une affaire privée qui ne déborde pas du cadre de la loi. Ça peut être aussi le cas pour de la simple généalogie de famille.*

— J'ai aussi entendu parler d'enquête d'honorabilité sur une personne… Qu'est-ce que c'est exactement ?

— *L'enquête d'honorabilité a pour objectif de s'assurer de la fiabilité d'une personne. Elle consiste à reconstituer totalement ou partiellement son passé pour savoir si elle a été impliquée dans des affaires répréhensibles, ou si elle s'est rendue responsable d'agissements contraires aux bonnes mœurs par exemple… Elle peut se pratiquer notamment pour l'intégration d'une personne dans un club très fermé ou pour intégrer le conseil d'administration d'une entreprise ou pour prétendre à telle ou telle distinction civile, ou pour exercer tel ou tel type d'activité… voire pour un mariage qui mêle beaucoup d'intérêts financiers… c'est assez fréquent malgré tout…*

— Quand on pense « détective privé », on pense immédiatement aux séries télévisuelles, et très vite on en revient à un thème récurrent dans les scénarios des séries, des films et autres téléfilms, qui est « la recherche dans l'intérêt des familles »…

— *Oui, la recherche de personnes disparues… c'est une demande très fréquente pour les enquêteurs privés. Globalement, près de 40 000 personnes de tout sexe et de tout âge disparaissent chaque année, rien qu'en France.*

— C'est énorme…

— *30 000 de ces disparus sont retrouvés, mais plus de 10 000 cas sont classés en « disparitions inquiétantes » par le ministère de l'Intérieur. Certaines de ces disparitions sont volontaires, pour des tas de raisons possibles, mais d'autres non. Certaines sont liées à un accident, de voiture, de mer, de montagne… mais d'autres sont liées à un crime. Évidemment, les proches des disparus, qui sont souvent dans une angoisse des plus totales, peuvent faire appel à un détective privé pour tenter de retrouver la ou les personnes disparues. À savoir qu'un détective privé aussi peut motiver la réouverture d'une enquête judiciaire en amenant de nouveaux éléments au dossier, par le biais d'un avocat qui interviendra auprès du procureur de la République française pour ce faire. Et la demande peut aussi bien émaner de la famille d'une personne disparue que d'une banque ou d'une assurance, par exemple. Voire d'un employeur. Les cas sont vraiment variés.*

— Mais en général, il faut qu'il y ait une suspicion de crime pour la réouverture d'une enquête, non ?

— *Oui, ou il faut qu'une enquête ait déjà été ouverte par le passé, puis abandonnée, par exemple. C'est ce qu'on appelle une contre-enquête. Dans* tous les cas, l'enquêteur privé devra amener des preuves suffisamment tan-gibles pour que la justice motive de nouveau son action. Ce qui n'est pas une mince affaire.

— Ce que vous évoquez est particulier, je veux dire par là que certaines affaires que vous projetez de traiter demanderont des compétences particulières à vos collaborateurs. Vous envisagez donc de recruter des gens passant pour être spécialistes dans tel ou tel domaine d'investigations ? Car si je prends des exemples concrets parmi les cas que vous avez cités et dans lesquels vous êtes susceptible de faire intervenir vos enquêteurs, sans être moi-même un spécialiste, je me doute qu'on ne procède pas de la même façon sur le dossier d'un mari adultère que pour le cas d'un enfant disparu ou encore pour des recherches généalogiques sur la demande d'un notaire…

— Oui, et c'est pour cela que je souhaiterais que l'effectif de départ de l'agence soit au moins d'une dizaine de personnes et que certaines de ces personnes soient effectivement spécialistes de tel ou tel type d'investigations.

— Bien, Dominique, nous aurons tout au long de ce guide pratique l'opportunité de revenir en détail sur plusieurs points de votre entretien. Nos lecteurs vous retrouveront d'ailleurs sur plusieurs entretiens.

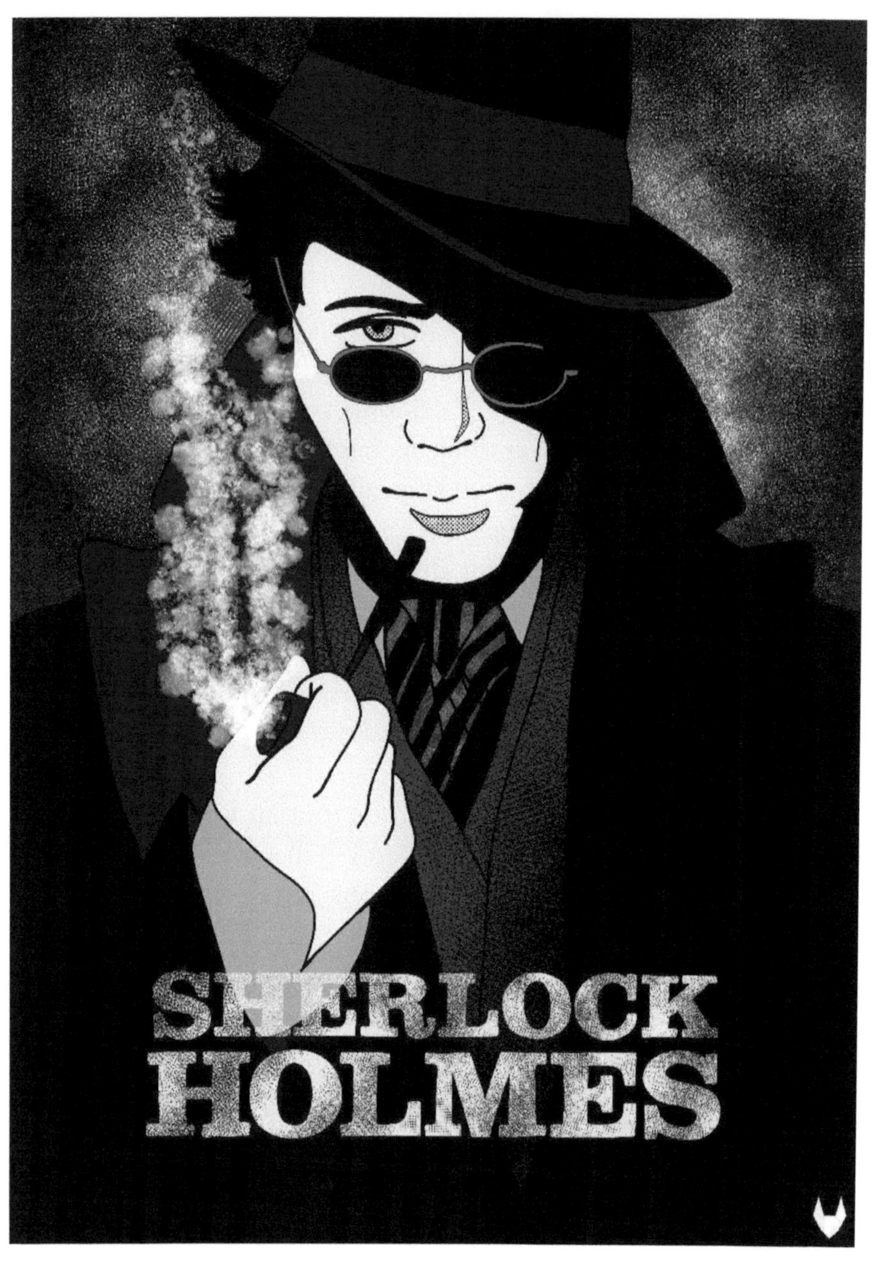

Portrait manga de Sherlock Holmes, réalisation originale de Victoria Laurent-Rouault, feutre et palette graphique, copyright « Mademoiselle Yume Chat noir », 2024. D'après l'affiche du film

CHAPITRE 2

Qu'est-ce qu'un détective privé ?

Histoire et contemporanéité

Les détectives privés sont donc des enquêteurs civils indépendants engagés par des personnes ou des entreprises. Cette qualité d'enquêteur de droit privé n'est à ce jour, ni une appellation ni un titre, mais un statut juridique et social qui est d'ailleurs partagé avec diverses autres professions, notamment dans le cadre de procédures administratives, civiles, pénales ou encore sociales.

L'enquêteur privé s'occupe donc en principal d'affaires civiles ou criminelles qui demandent des investigations ou des compléments d'enquêtes. Sa mission est de fournir des preuves dans le cadre juridique, criminel ou commercial, voire dans certains cas, social.

En France, la profession est populairement désignée sous le vocable « détective » et dans la fiction littéraire, cinématographique ou télévisuelle sous celle de « détective privé ». Il n'y a, à ce jour, sur le territoire français, aucune appellation légale ou obligatoire ni titre protégé pour dénommer et défendre la fonction, mais dans divers textes législatifs et réglementaires, plusieurs appellations sont dûment notifiées, telles que :

- Agent privé de recherches
- Agent de recherches privées
- Agent privé de recherches et de renseignement
- Enquêteur privé

L'appellation française de « détective » ne doit pas être confondue avec le terme anglophone de « detective », qui désigne un fonctionnaire de police chargé de conduire les enquêtes officielles.

Un fonctionnaire de police est dans tous les cas un enquêteur de droit public. L'appellation officielle française, réglementée par le CNAPS au ministère de l'Intérieur, est « Agent de recherches privées ». En outre, l'enquêteur de droit privé est officiellement considéré par les autorités publiques françaises comme une personne exerçant une profession de sécurité et comme un acteur privilégié de l'effectivité même des droits de la défense.

Les premiers détectives français

C'est au XIIᵉ siècle qu'apparaît pour la première fois le terme « enquesteur » dans le vocabulaire de notre vaste littérature. Le terme décrit ici un commissaire du roi chargé de surveiller l'administration des baillis et des sénéchaux. Késako ? Les baillis et les sénéchaux étaient des administrateurs locaux qui ont été créés à la fin du XIIᵉ siècle et qui ont perduré dans leurs fonctions royales jusqu'au XVᵉ siècle. Ils étaient donc localement représentants du roi de France, par délégations de pouvoirs, et ils étaient chargés d'exercer des pouvoirs administratifs, judiciaires et militaires. Les baillis étaient des agents administratifs du roi pour le nord de la France et les sénéchaux exerçaient la même fonction, mais dans le sud de la France.

C'est à la fin du XIXe siècle que naîtront les agences d'enquêtes privées, telles qu'elles existent encore aujourd'hui, avec l'ouverture de la première officine d'enquêtes privée, rue Neuve Saint Eustache à Paris, par l'un des monstres sacrés de l'histoire de France et héros de la littérature française s'il vous plaît, nous nommons ici le sieur Eugène-François Vidocq. Bizarrement, avec le bureau des renseignements universels, Vidocq, l'ancien bagnard, le roi de l'évasion, deviendra la première célébrité française du métier « d'agent de renseignements ».
Bizarrement ?
Vous avez lu « bizarrement » ?

Comme c'est étrange…

La brigade de sûreté
ou
les prémices de la police moderne

Pour comprendre le pourquoi du comment de la fondation de la première agence de privés française, il faut revenir sur la propre histoire de Vidocq, premier indicateur de police à avoir su rentabiliser le métier de « cousin », comme on dit de nos jours. Il est en quelque sorte, l'aïeul en droite ligne de notre agence Inquisitor. Et, dans ce cas précis, il n'est nul besoin de mener l'enquête en généalogie.

En 1809, Vidocq est déjà très connu en France, notamment pour ses évasions de prison plus ou moins spectaculaires et dans tous les cas romanesques autant que rocambolesques. Sa notoriété dans « le milieu » est équivalente à celle qu'il a acquise dans la police par ses forfaits. Il propose ses services d'indicateur à la préfecture de police de Paris en 1809. Il la renseigne en étant « mouchard » et il officie principalement dans les prisons de Bicêtre et de La Force. Hauts lieux de détention de l'époque pour les coupables de crimes de droit commun. Vidocq a l'avantage de connaître parfaitement le milieu du crime, comme ses acteurs. En 1811, le préfet de police Pasquier veut des résultats. Il se donne pour objectif principal de nettoyer le cœur de Paris et sa banlieue des bandes de malfrats qui y font la loi. Et, il veut y parvenir à n'importe quel prix. Contre tout avis hiérarchique, comme contre toute légalité, bluffé par le personnage, il place officieusement Vidocq à la tête de la « brigade de sûreté ». Vidocq ne pourra officiellement se prévaloir du titre qu'une fois gracié, 7 ans plus tard, en 1818. Et non sans mal.

Sous Vidocq, la brigade de sûreté est un service de police très particulier, car ses membres sont d'anciens condamnés et sont recrutés personnellement par lui-même de par et pour le fait. Le rôle principal de ses recrues est de s'infiltrer dans le « milieu » et de « ramener le renseignement » à la brigade. Ils pouvaient aussi être chargés de rechercher les auteurs identifiés de crimes ou délits et de les arrêter comme aurait pu le faire n'importe quel autre fonctionnaire de police. Ils opéraient en civils et leurs effectifs étaient à l'époque de Vidocq d'une trentaine d'hommes. La brigade de sûreté parisienne créée par le préfet Gisquet et qui prendra la suite comptera dix fois plus d'agents en 1889. Les bureaux de ce service spécial étaient situés au palais de la préfecture de police, rue de Jérusalem, puis migreront au numéro 7 du quai de l'Horloge et enfin s'établiront jusque très récemment, au 36 quai des Orfèvres. L'adresse légendaire du « flic français » que la terre entière nous envie et qui nourrit encore la jalousie de la perfide Albion. Excellent physionomiste, maître dans l'art du déguisement, volontiers violent et peu respectueux des lois et de la procédure, rusé et opportuniste, Vidocq obtiendra des résultats inédits et créera sa légende en cumulant plus de 16 000 arrestations. Pourtant, las des batailles politiques, peut-être aussi désireux de changer de vie, en 1827, il démissionne de ses fonctions de chef de la sûreté et s'installe à Saint-Mandé, près de Paris, pour s'investir dans une usine de papier et y exploiter son invention : le papier infalsifiable. Il fera faillite assez rapidement. Il reprendra son poste de directeur de la sûreté en mars 1832. En déposant néanmoins au passage une demande de brevet pour la serrure « incrochetable » ! Mais, le 15 novembre 1832, Vidocq démissionne, fortement poussé par le préfet de police Henri Gisquet, qui souhaite « moraliser » la police. La réputation de Vidocq et de ses hommes est devenue plus qu'encombrante pour la préfecture comme pour le ministère et elle fait les choux gras de la presse d'opposition. Gisquet est nommé préfet de police de Paris par Casimir Perier le 15 octobre 1831, en remplacement de Sébastien Louis Saulnier. Il restera à ce poste pendant cinq ans, et cette longévité est surprenante dans une époque où l'instabilité politique et administrative règne depuis la révolution de Juillet. Ce qui desservira Vidocq. Quoi qu'il en soit, Gisquet veut une « police propre, irréprochable et incorruptible ». Fervent opposant des méthodes expéditives et peu classiques des hommes de la sûreté de Vidocq, il provoquera donc son départ. Mais, peu de temps après, et il l'avait certainement anticipé, Vidocq réapparaît et fonde le « Bureau de renseignements universels dans l'intérêt du commerce ».

Le bureau de renseignements universels
dans l'intérêt du commerce

Cet établissement d'un nouveau genre pour l'époque se consacre aux « *recherches et explorations dans l'intérêt des personnes lésées dans des affaires contentieuses* ». Bien qu'il existe déjà à l'époque d'autres agences « d'affaires non spécialisées », et bien que la formule d'accroche soit un peu alambiquée, le « Bureau » de Vidocq s'en distingue progressivement grâce à une « double vocation » : fournir aux commerçants des services de renseignements et de surveillance économique sur les auteurs d'escroqueries et se consacrer à « l'intérêt des familles » dans le cadre d'affaires d'adultères, de successions et de disparitions diverses et variées. Ce qui est nouveau. « *Haine et guerre aux fripons et dévouement sans bornes au commerce !* » Vidocq prétend enregistrer plus de 8 000 clients quand l'agence ferme en 1837, par décision de justice, quand il est emprisonné puis acquitté au bout d'un an au terme d'une sombre affaire. En 1845, ruiné, et en disgrâce, Vidocq part pour Londres. En juillet 1854, le choléra le frappe à soixante-dix-neuf ans. Malgré son grand âge, il parvient à survivre à la maladie. Mais en 1857, la paralysie le gagne et il meurt le 11 mai 1857 à Paris.

Ce n'est qu'en 1850 que l'agence d'enquêtes privées telle que l'a pensée Vidocq s'est exportée aux États-Unis avec la création de l'Agence Pinkerton, qui remplira, pendant la guerre civile américaine, les fonctions de chef de l'Union des services de renseignements et déjouera une tentative d'assassinat contre le président Lincoln.

La France est donc reconnue comme le berceau de cette profession et elle a continué sur sa lancée en termes d'innovation, en créant en juin 2006, le premier diplôme d'État au monde ayant une valeur internationale !

La profession de détective ne fut pourtant que longtemps « tolérée » par les autorités françaises et seulement visée, par une loi datant de la Seconde Guerre mondiale et relative à Vichy, dont l'objet premier était d'interdire l'accès au territoire national aux Juifs. La profession n'est reconnue et réglementée que depuis 2003.

hold-ups sanglants. De Pierrot Le Fou à la bande à Bonnot. Le crime hante les consciences de la Belle Époque et c'est la surenchère dans les campagnes de presse et une véritable psychose sur l'insécurité s'installe sur l'ensemble du territoire, et au-delà, en Europe, notamment en Angleterre et en Allemagne.

Une enquête d'Inquisitor
Les pionniers de la police privée

Si la profession de détective privé existe depuis longtemps, « *elle accède alors, portée par le climat d'inquiétude et le succès prodigieux du roman de police, à une étonnante vitalité* » (*Naissance de la police privée. Détectives et agences de recherches en France*, 1832-1942 [Plon, 2000]). Vidocq, licencié de la « Sûreté », qui fonde en 1833 une agence de renseignements commerciaux, aux États-Unis, Allan Pinkerton, qui est le véritable inventeur d'une agence de police privée dès le milieu du XIXe siècle… les détectives fascinent, entre réalité et fantasmes. C'est du monde anglo-saxon que provient l'influence décisive, celle qui impose le terme de détective, la profession et ses archétypes. D'Angleterre en principal par le biais du feuilleton, puis des USA avec Allan Pinkerton, fondateur, au début des années 1850, de la North-Western Police Agency. Qui devint rapidement le principal service de police des États-Unis jusqu'à la création du FBI en 1908. Sa devise, « We Never Sleep », son emblème, le fameux Private Eye, furent bientôt mondialement connus. « *Le renom prestigieux de Pinkerton, fut porté par le succès des œuvres d'Émile Gaboriau et par la figure de Sherlock Holmes que Conan Doyle a créée en 1887, qui accélérèrent en France l'essor des premières agences de détectives. La profession, dès lors, évolua rapidement des affaires strictement commerciales à l'enquête de police privée.* »

Dès le Second Empire, des agences de renseignements commerciaux publiaient des répertoires de références (type d'entreprise, fondation, capital, antécédents, cote de crédit) ou vendaient des informations. La police officielle dans ce domaine était réputée inefficace. « *Il est des situations trop inextricables qui ne peuvent être débrouillées qu'au privé.* »

Renseignements intimes
au moyen de surveillances quotidiennes

« Il voit tout, entend tout, nul ne s'en doute. Harris, détective privé, débrouille tout, surveille tout, recherche tout, renseigne tout. »

Rapidement, les agences commerciales en vinrent à proposer à leurs clients des services plus « intimes ». Enquêtes de moralité, de santé ou de solvabilité, mais aussi surveillances et filatures pour divorce ou suspicion d'adultère, surveillance d'employés, de domestiques ou « missions de confiance ».
« *Du renseignement on passe aux recherches, puis à la "police", privée ou officieuse. Aux vieilles "maisons de confiance" se substituent progressivement les appellations plus suggestives d'office général de recherches, d'agence policière privée, d'académie parisienne de police officieuse ou d'agence centrale de police privée.* »

En 1913, plus de 50 agences ou particuliers se disputent à Paris le marché de la sécurité. Ils n'étaient que 7 en 1890. En 1920, on en dénombre plus de 60 pour la seule ville de Paris et l'Institut Villiod déclare un capital de 3 millions de francs et la publication, en 1921, d'une série de vingt fascicules, *Mémoires de Villiod, détective privé*. Aucun texte législatif ne réglemente le métier avant 1942.
Loin des procédures administratives contraignantes ou des problèmes politiques des hiérarchies, au fait des habitudes de la pègre, le privé affirme sa supériorité sur la police d'État.
« *Agir librement, se décider vite, tel est le secret de la supériorité incontes-*

table du détective privé sur la police officielle », commente un manuel à l'usage des apprentis détectives.

Pourtant, les détectives ne furent souvent qu'engagés à la petite semaine. La traditionnelle enquête de moralité, les filatures pour divorce ou adultère, constituèrent souvent l'essentiel de leurs activités. Le divorce que la loi a rétabli en 1884, reste rare au début du siècle dernier. Les affaires de succession et les enquêtes matrimoniales, restent, encore aujourd'hui, un champ d'action privilégié pour le détective. Les affaires de disparition, de protection contre le chantage font leur apparition progressivement. La réalité est que loin d'être *« des héros de roman, les détectives de la Belle Époque furent, dans leur immense majorité, des tâcherons du renseignement, margoulins aux souliers éculés et aux allures de représentants de commerce, sans formation ni qualification, et parmi lesquels se glissaient nombre de brebis galeuses ».*

Le saviez-vous ?
Le prix des services d'un privé à la Belle Époque

Les tarifs des grandes agences commerciales, faisant osciller le prix du « renseignement isolé » entre 1,50 et 2 francs, le « renseignement confidentiel » était facturé plus cher, et les tarifs variaient souvent suivant les acteurs. Et les pratiquants… Le renseignement sur ses salariés (aujourd'hui illégale) coûtait en moyenne 6 francs par tête. Pour une filature, une enquête matrimoniale ou un constat d'adultère, les tarifs généraux, suivant les frais, allaient de 10 à 20 francs par jour. Faire surveiller son immeuble ou son commerce en coûtait un abonnement mensuel compris entre 5 et 20 francs.

L'enquête d'Inquisitor sur le quai des Orfèvres !

Le « 36 » ! Le numéro n'évoque pas ici la pointure d'un pied féminin et délicat, mais le bureau de la sûreté du temps de Vidocq ! Et plus tard de la police judiciaire. Un de ses locataires fictionnels des plus célèbres reste le commissaire Maigret. Mais plusieurs centaines de livres, de feuilletons, de téléfilms et de films y font référence, au point où ce lieu fait aujourd'hui partie des mythologies parisiennes au même titre que le Louvre ou les Tuileries. Mais laissons l'archiviste d'Inquisitor mener l'enquête. Historiquement et culturellement.

Le 36 quai des Orfèvres est le bâtiment où se trouvaient le siège, l'état-major et les services communs de la Direction régionale de la police judiciaire de la préfecture de police de Paris, peut-on lire sans rouler les « r » et sans se lisser la moustache. Attenant au palais de justice de Paris, il est situé sur l'île de la Cité, face à la rive gauche, dans le Ier arrondissement de Paris. De là, il suffit de lever les yeux pour voir la tour pointue percer l'horizon.

Tout au long de son histoire, sur plus d'un siècle, ce lieu emblématique du pouvoir exécutif français sera associé aux grandes enquêtes criminelles, de celles qui ont défrayé la chronique et passionné l'opinion publique. Comme la poursuite de Jacques Mesrine par le commissaire Robert Broussard, celle de Guy Georges ou encore la traque de la bande à Bonnot il y a plus d'un siècle maintenant…

Historique

Le bâtiment a été construit entre 1875 et 1880, à l'emplacement de l'ancien hôtel du premier président de la cour d'appel de Paris, qui fut détruit par l'incendie volontaire survenu lors de la Commune le 24 mai 1871, et qui détruisit également une bonne part du Palais de justice mitoyen. La préfecture de police de Paris quitta donc son ancien emplacement et s'installa dans ce qui était alors ses nouveaux locaux, sous Jules Ferry, au 36 quai des Orfèvres. La police s'y installa le 1er août 1913, sur un décret suivi d'un arrêté préfectoral émis par le préfet Célestin

Hennion. Ce dernier est célèbre pour avoir modernisé la police française au début du XXe siècle avec le soutien de Georges Clemenceau dit « le Tigre ». En tant que directeur de la Sûreté générale, il est le créateur des fameuses « Brigades du Tigre », ancêtres de la police judiciaire et « Mobilard » en titre. La police judiciaire du quai des Orfèvres, menée à ses débuts par le magistrat Henri Mouton, se donne alors pour mission de répondre à la modernité et surtout à cette nouvelle délinquance motorisée.

Le 16 juillet 1942, des milliers d'hommes, de femmes et d'enfants furent arrêtés à leur domicile et regroupés dans les commissariats parisiens avant d'être parqués au Vélodrome d'Hiver. Aujourd'hui, il est légitime de s'interroger sur le comportement des policiers et des gendarmes qui ont obéi aux ordres pétainistes. Et notamment sur la préfecture de police de Paris qui a ouvert récemment ses archives sur ce sujet sensible. Il faudra attendre fin 1943, pour qu'un véritable mouvement de résistance apparaisse enfin dans la police parisienne. Avec le dénouement que l'on connaît et le rôle joué ensuite par la préfecture de police dans la libération de Paris en août 1944. Et les évènements seront nombreux, la petite histoire succédant à la grande. Mais si vous voulez connaître la grande histoire du « 36 », nous vous invitons à la découvrir par l'intermédiaire de la culture cinématographique et littéraire française, autrement dit, chers détectives, par le « polar ».

Déménagement de la PJ

En septembre 2017, après le départ en juin de la Brigade criminelle et de la Brigade des stupéfiants, les derniers services de la police judiciaire ont déménagé au « Bastion » dans la cité judiciaire de Paris, porte de Clichy. Seule la brigade de recherche et d'intervention (BRI), nommée aussi l'« antigang », reste dans les locaux à ce jour.

La nouvelle construction de la porte de Clichy est haute de neuf étages et dispose de plusieurs niveaux en sous-sol. L'édifice est ultramoderne et très sécurisé, et signe de nouveaux temps, la façade du rez-de-chaussée est bétonnée pour prévenir une attaque kamikaze et le vitrage est renforcé et à l'épreuve des balles. Il est proche du tribunal de Paris qui accueillera le tribunal de grande instance de Paris et les tribunaux d'instance jusqu'à présent répartis dans chacun des 20 arrondissements de la capitale. Afin de garder le nom mythique de « 36 », le numéro de l'entrée dans la rue du Bastion est au 36, bien qu'il ne corresponde pas à la nomenclature de la rue.

Le 36 quai des Orfèvres et le cinéma

Le 36 quai des Orfèvres est un lieu mythique de la culture populaire française et sa renommée se retrouve jusque dans le vocabulaire de différentes époques, d'Audiard aux dialoguistes œuvrant aujourd'hui pour Netflix. Avec 75 épisodes littéraires, Simenon en fera une star au même titre que son commissaire. Le « 36 » est un acteur majeur de la police française et la fiction policière française.

Commençons par Maigret. Le commissaire imaginé par Georges Simenon au début des années 30 a son bureau au 36 quai des Orfèvres, lieu central des intrigues et bien souvent également lieu du dénouement cinématographique du drame. L'image ou la reconstitution des locaux est toujours frappante pour le public. Parce qu'au 36, ce sont des drames qui se jouent et qui transpirent des murs, avec les confessions des assassins, des fils maudits, des femmes légères, des monte-en-l'air, des ferrailleurs et autres receleurs. Les sandwichs, la bière en canette et les nuits blanches d'interrogatoires auxquelles le cinéma des années 70 rajoutera le « tic tic » de la machine à écrire en fond sonore et la lumière blafarde de tubes néon. Le bureau avec son sous-main en cuir, le porte-pipe, le chapeau feutre, le manteau long, la silhouette de Gabin, de Richard, de Cremer et récemment, celle de Depardieu.

Dès 1932, Maigret est porté au cinéma par Jean Renoir. C'est le premier long métrage sur les 14 qui auront pour personnage principal le « 36 ». Et une dizaine de séries télévisées insinueront leurs caméras dans les sous-sols, dans la fameuse souricière menant au Palais de justice. Henri-Georges Clouzot réalise en 1947 *Quai des Orfèvres* qui met en scène Jouvet et Blier dans une enquête sur le meurtre d'un vieillard peu recommandable, puis ce sera en 1968 que George Lautner filmera *Le Pacha* interprété par Gabin qui dans le rôle « organisera la Saint Barthélemy des truands ». Trois versions de Maigret s'y succéderont également, notamment avec Gilles Grangier derrière la caméra.

En 1980, Claude Zidi met en scène Coluche dans *Inspecteur La Bavure*, dans le rôle d'un flic de circonstances qui fait ses premiers pas au « 36 ». À travers ces films, c'est la presse des faits divers que l'on retrouve : l'étrangleur de jeunes femmes, le tueur de vieilles dames, le trafiquant de drogues, le gangster « américain »… Le quai des Orfèvres dans l'imaginaire populaire sent la sueur, le tabac et l'eau de Cologne bon marché des fonctionnaires et des « cocottes » embarquées pour racolage. Il n'en faudra pas moins pour créer la légende. Si, peut-être fallait-il cela en plus : les fameuses 148 marches qui conduisent à la criminelle…

De Marchal à Arcady pour « le polar » trash !

Changement de registre, changement d'époque, circulez, il n'y a rien à voir ! Le 36 vit avec son époque, les ordinateurs ont remplacé les machines à écrire et les smartphones les vieux combinés en bakélite. On tire sans sommations et le flic ne ressemble plus à un fonctionnaire.

Les années 2000 marquent un changement, presque « ricain », gros calibres, grosses bagnoles, rivalités assassines entre flics, guerre des polices (thème amorcé dans les années 80), ripoux, compromissions, addictions au sexe et à la drogue et idéal de justice en berne. Le *36 quai des Orfèvres* de 2004 d'Olivier Marshall en est l'exemple type, avec Depardieu et Auteuil dans les rôles-titres.

D'autres films, retracent de vraies histoires criminelles vécues au 36, comme *L'affaire SK1* de Frédéric Tellier, sorti en 2014 qui retrace la sinistre affaire Guy Georges, et *24 jours* d'Alexandre Arcady, en 2014 qui raconte l'affaire du Gang des Barbares et la mort d'Ilan Halimi en 2006.

Étymologie du titre envié !

Faisons maintenant un peu d'étymologie, chères lectrices et chers lecteurs. La culture ne nuit pas. Et voyons ce qu'il en est de ce fameux terme de détective qui en lui-même en regroupe plusieurs. Le terme « enquesteur » existe et est trouvable sur des textes du XIIe siècle en ancien français.

Il perdit son « s » pour prendre son accent circonflexe et devenir « enquêteur », ce « s » venant en droite ligne du latin et emprunté au terme de « questeur » qui était également une fonction dans l'administration romaine. Notamment dans le domaine de l'impôt. Uderzo et Goscinny en ont fait un album des aventures d'Astérix en Helvétie, d'ailleurs…

Les références sont importantes !

Plus sérieusement, le terme est présent dans la quatrième édition du dictionnaire de l'Académie française, publié en 1768. Et Georges Simenon lui donnera bien plus tard ses lettres de noblesse, sans le concours des Anglo-Saxons et avec une idée bien « française » de la police.

L'appellation populaire francophone de « détective » est emprun-tée au terme anglais « detective » (to detect : découvrir). Pourquoi faire compliqué quand on peut faire simple, n'est-ce pas ?

Dans les pays anglo-saxons, lorsqu'on emploie le terme de *detective*, il s'agit d'un fonctionnaire de police chargé de conduire des enquêtes, avec le mondialement célèbre Scotland Yard comme figure de proue de l'investigation contre le crime. Sans parler des quelques centaines de héros de littérature ou de séries télévisées d'outre-Manche qui ont nourri notre enfance, et notre jeunesse, de *Chapeau melon et bottes de cuir* par exemple, avec l'inénarrable John Steed, incarné par Patrick Macnee et le concours des délicieuses Tara King et Emma Peels, produit dans les années 60, à *Mission casse-cou* dans les années 80, avec la légendaire détective Harriet Makepeace ou plus proche de nous, comme *Broadchurch* ou *Happy Valley*, qui ont envahi la pop culture contemporaine.

Dans la terminologie, un détective peut aussi être une personne qui effectue des recherches à titre privé et contre rémunération. Mais cette appellation est de plus en plus contestée, où l'on re-vient, par exemple aux États-Unis, à l'appellation de *private investigator* (enquêteur privé) ou à celle « d'agent d'investigations » au Québec.

Le terme « enquêteur de droit privé » en France permet de fixer le statut du professionnel (personne de droit privé et non de droit public contrairement aux policiers ou gendarmes) ainsi que son domaine d'intervention qui est donc en toute lo-gique le droit privé. La législation française impose de mentionner le caractère de « droit privé » dans la dénomination d'une personne morale, et par ailleurs cette appellation a été ré-clamée aux pouvoirs publics par la plupart des organismes

professionnels actuels. Les procédures civiles et commerciales, qui ne relèvent pas des services officiels de police et de gendarmerie, constituent l'essence des enquêteurs privés, car ils n'interviennent pas, ou très ponctuellement dans le cadre d'affaires pénales. Les professionnels en exercice utilisent, en fait, plusieurs appellations : « détective », « détective privé », « enquêteur privé », « enquêteur de droit privé », « agent privé de recherches », « agent de recherches privées », « agent de renseignements divers », « enquêteur d'assurances », etc.

Les différents textes qui réglementent cette activité ne donnent aucun titre ni appellation légale à la profession. En l'absence d'un titre légal, il n'existe donc aucune protection contre l'usurpation de l'appellation, c'est pourquoi nous espérons que ce guide pratique vous évitera de vous faire avoir par des personnes peu scrupuleuses, si d'aventure vous aviez besoin de faire appel à un « privé ». La protection du titre « enquêteur de droit privé » est réclamée, dans l'intérêt du public, par toutes les organisations professionnelles françaises.

Pour en savoir plus : Les « privés » et la loi française

La profession de détective privé échappa longtemps à tout cadre juridique précis. Le premier texte qui lui est consacré date en effet de 1942. « *Réglementant l'exercice de la profession de directeur et de gérant d'agence privée de recherches* », la loi se contentait cependant d'exiger la nationalité française et l'absence de condamnation et interdisait aux policiers retraités ou démissionnaires, qui devaient obtenir une « autorisation écrite du ministre secrétaire d'État à l'Intérieur », de faire état de leur ancienne fonction. L'article 1.2 excluait expressément les Juifs de la profession (loi n° 891 du 28 septembre 1942).

Si le retour à la légalité républicaine abolit en juin 1944 les mesures discriminatoires, il faut attendre 1977 pour que soient précisées les conditions d'exercice de la profession. Un décret oblige alors toute nouvelle agence à « *déclarer l'ouverture à la préfecture du département susceptible d'entraîner une confusion avec celle d'un service public et notamment avec celle du service de police* » (décret n° 128 du 9 février 1977).

Mais ce n'est qu'en 1980 qu'une loi vient modifier celle de 1942. Ouvrant la profession aux « ressortissants d'un État membre des communautés européennes », elle réaffirme les dispositions de 1977 et en précise les modalités d'application (loi n° 1058 du 23 décembre 1980 et décret n° 1086 du 8 décembre 1981).

En conclusion au chapitre

Autrefois spécialisées dans les affaires de mœurs, adultères et autres coups de canifs aux contrats de mariage, divorces et prestations compensatoires et autres billevesées, les missions du détective privé se sont élargies et répondent aujourd'hui aux besoins de l'époque et elles s'adressent aussi bien aux particuliers qu'aux entreprises. Parmi ces missions, vous pouvez croiser sans le savoir un privé :

– Recherche de personnes disparues
– Affaires familiales (divorce, maltraitance, violences conjugales, adultères…)

– Enquêtes prénuptiales et héritages, enquêtes d'honorabilité
– Cas d'abus de faiblesse et d'abus de confiance
– Recherche de débiteurs

Pour les missions destinées aux entreprises, nous retrouvons un large panel de cas, citons ici les plus courants :

– Violation de brevets
– Lutte contre la contrefaçon
– Concurrence déloyale
– Harcèlements
– Vols
– Travail dissimulé
– Escroqueries diverses et variées
– Prises de renseignements sur un futur employé
– Vérification en cas d'arrêt de travail
– Recherches sur des débiteurs et solvabilité des clients et fournisseurs
– Contre-espionnage industriel…

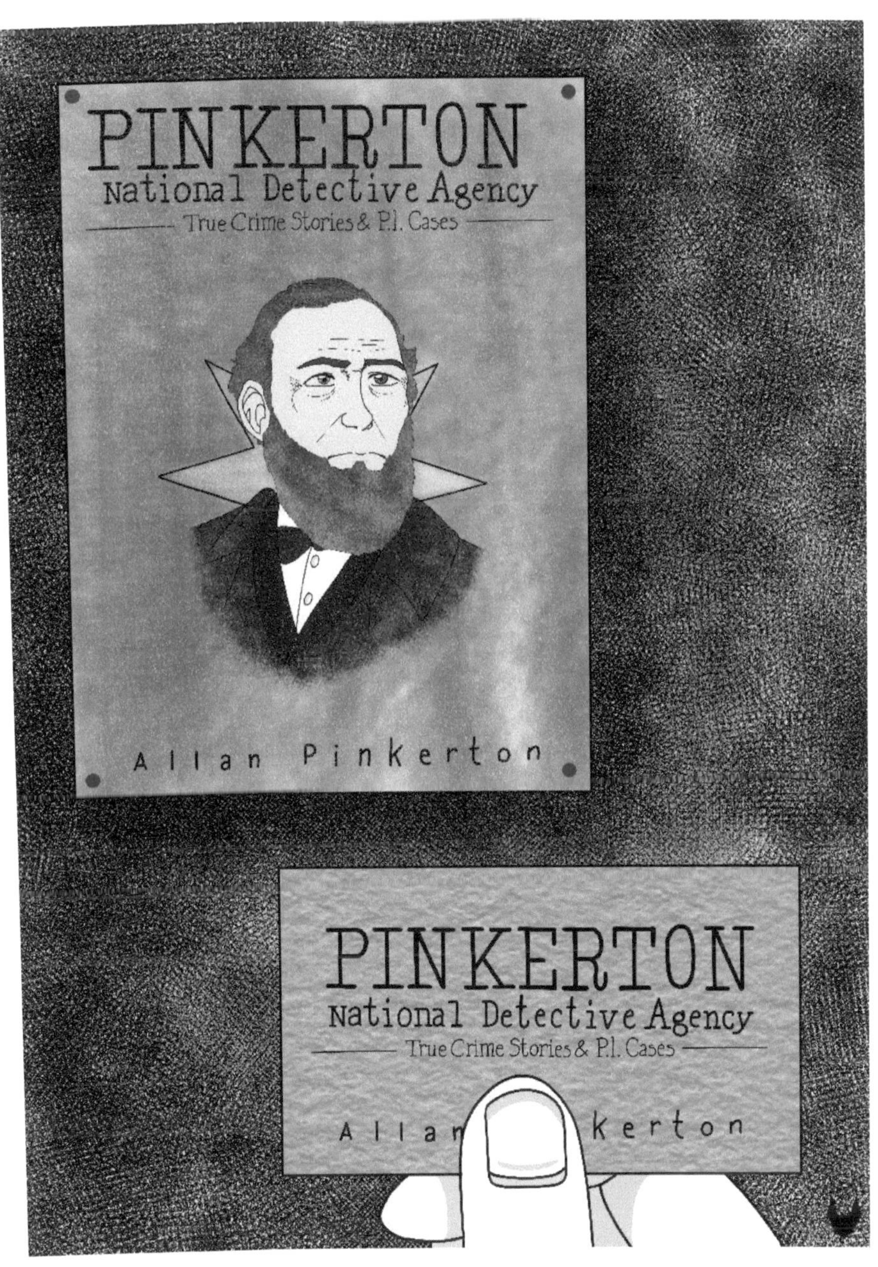

Portrait manga de Pinkerton, réalisation originale de Victoria Laurent-Rouault, feutre et palette graphique, copyright « Mademoiselle Yume Chat noir », 2024

CHAPITRE 3

Devenir détective privé ou directeur d'agence

Introduction au chapitre

Dans la pratique, devenir détective privé est beaucoup plus simple aujourd'hui que par le passé. La profession est maintenant reconnue d'un point de vue légal depuis les années 80 et enfin prise au sérieux. Le chemin d'accès « au titre » est donc mieux balisé que par le passé.

Plusieurs centres de formation existent en France. Nous y viendrons en détail un peu plus loin dans le texte. Pour notre pays, il y a trois statuts principaux inhérents au métier et les trois sont sanctionnés par un diplôme. Et ces diplômes sont dorénavant reconnus d'État.

La première option, une fois le diplôme d'agent de recherche en poche, est de devenir enquêteur salarié en CDI ou en CDD au sein d'une agence comme celle de Dominique Large. Le salariat, ici comme partout ailleurs, offre les avantages et les inconvénients qu'on lui connaît. Dans notre type d'activité, il vous offre surtout l'opportunité d'apprendre les ficelles du métier. Et donc d'acquérir une expérience cruciale pour l'activité. Et donc de connaître les ficelles du métier comme le veut l'expression consacrée.

Une agence disposera de moyens et de réseaux qu'un détective débutant à son compte n'aura pas. Rien n'est moins évident que de se tisser un réseau relationnel et un réseau de compétences. Cela demande énormément de travail et beaucoup de temps. Et dans certains cas des investissements conséquents. Comme dans beaucoup de métiers, l'activité ne s'improvise pas. Et toujours comme dans beaucoup d'autres métiers, un diplôme ne suffit pas pour être un professionnel reconnu. Les diplômes sont des clés et les formations, quelles qu'elles soient, sont avant tout des initiations. Le diplôme de détective ou tout autre diplôme d'ailleurs n'est ni plus ni moins qu'un droit d'exercice.

Pour trouver un poste de salarié en agence, mieux vaut passer par des réseaux professionnels existants. Et s'y inscrire. Il sera rare de trouver une offre d'emploi de détective sur les créneaux classiques de la recherche d'emploi. Primo parce que l'activité est très spécialisée et secundo puisque l'activité demande aussi discrétion et réseau d'influence comme nous l'avons évoqué tout à l'heure. Entendons-nous bien, il y a deux types de réseaux. Le premier est un réseau de clientèle qui se constitue peu à peu et qui fonctionne essentiellement par le bouche-à-oreille ; le second est un réseau d'influence qui permet de faire appel à d'autres professionnels d'autres catégories et d'autres milieux dans le but de renseigner le dossier que vous avez à traiter. Dominique Large me confiera à plusieurs reprises, que sans ses années passées dans la gendarmerie, il n'aurait jamais eu accès à certains types de professionnels, qu'ils soient politiques, administratifs ou autre. Exercer le métier de détective, ce n'est pas un film. Cependant dans certains types d'enquêtes, il est vrai qu'avoir quelques accointances avec des milieux décrits comme marginaux peut être un plus et peut faciliter l'avancée d'un dossier. Seulement, il faut toujours prendre garde à ne pas basculer du côté obscur de la force, comme dirait un Jedi que j'ai bien connu… C'est d'ailleurs un thème récurrent de la littérature et du feuilleton policier où le héros se débat avec des amitiés parfois plus que complexes ou des liaisons amoureuses plus que dangereuses. Et dans la réalité du terrain, et vous le découvrirez probablement si vous faites bien votre métier, d'après ce que les personnages que j'interviewe pour réaliser ce livre me confient, rien n'est moins simple que de mener à bien cette tâche lorsque vous vous retrouvez impliqué dans une affaire qui peut rapidement vous dépasser ou être préjudiciable non seulement à votre réputation, mais aussi à votre casier judiciaire. Le renseignement, en général, qu'il soit militaire ou privé, policier ou légaliste, demande des compétences précises et indispensables. Je vous enjoins à relire le premier chapitre à l'interview du capitaine Dominique Large pour vous les remettre en tête si d'ores et déjà vous les aviez quelque peu oubliées. Parmi ces compétences et ces qualités que le détective doit posséder, il y a une vertu qui doit les accompagner, et cette vertu est la patience. L'autre vertu d'importance, c'est de préférer le raisonnement à l'action. Enfin pour ce qui est de la déduction, ou du fameux instinct du fin limier, il faut s'en remettre au propre talent de chacun.

Une autre solution pour un jeune diplômé peut être également de sous-traiter avec une agence. Sous le statut d'autoentrepreneur par exemple. En ce cas, il s'agit de démarcher les agences existantes et de proposer ses services. De plus, les missions confiées par les agences sont souvent très diversifiées et correspondent à leurs catalogues d'activité. Donc si vous voulez traiter tel ou tel aspect de votre profession en priorité, la formule n'est pas mauvaise. Les agences officiantes vous permettront de réaliser une bonne exploration du spectre des possibles. Seul bémol, vous aurez peu de contacts commerciaux avec vos clients, puisque l'essentiel a été fait en amont par l'agence recruteuse. Donc, pour la formation « clientèle », mieux vaut privilégier une autre solution.

Le statut d'auto-entrepreneur, également appelé micro-entrepreneur, permet à une personne de créer et de gérer une entreprise individuelle avec un régime fiscal et social simplifié. Voici quelques points clés :

– **Création rapide** : La création d'une micro-entreprise est rapide et présente moins de contraintes que celle d'une société traditionnelle.

– **Régime fiscal simplifié** : Les auto-entrepreneurs bénéficient d'un régime fiscal simplifié où les impôts sont calculés sur une base forfaitaire, en fonction du chiffre d'affaires et du secteur d'activité.

- **Séparation des patrimoines** : Le patrimoine personnel et professionnel de l'auto-entrepreneur sont automatiquement séparés, protégeant ainsi le patrimoine personnel des dettes professionnelles.

- **Accompagnement** : L'Urssaf propose un accompagnement pendant la première année d'entrepreneuriat pour aider les auto-entrepreneurs à respecter leurs obligations fiscales et sociales.

- **Flexibilité** : Il est possible de cumuler une activité salariée avec le statut d'auto-entrepreneur, sous certaines conditions.

Salarié d'une agence de détective privé, état des lieux rapide des conditions de travail, de la formation, des diplômes, des missions, du salaire, etc.

Travailler comme salarié dans une agence de détectives privés peut être une carrière passionnante et variée. Voici quelques points clés sur ce métier :

Missions : En tant que salarié d'une agence de détectives privés, vos missions peuvent inclure la recherche d'informations, la surveillance, les enquêtes sur des fraudes, les filatures, et la collecte de preuves pour des clients privés ou des entreprises.

Formation et diplômes : Pour devenir détective privé, il est généralement nécessaire de posséder un diplôme au moins au niveau bac +2 ou bac +3, souvent dans le domaine de la sécurité ou de la justice. Des certifications spécifiques peuvent également être requises.

Salaire : Le salaire d'un détective privé peut varier en fonction de l'expérience, de la localisation et de la nature des affaires traitées. À ses débuts, le salaire tourne autour de 1 500 € par mois plus primes. Avec l'expérience, ce salaire peut augmenter.

Compétences nécessaires : Ce métier demande des compétences en observation, discrétion, analyse, et capacité à travailler de manière autonome. Il est également important d'avoir un bon sens de la justice et de respecter les lois et règlements en vigueur.

Horaires : Les horaires peuvent être flexibles et inclure des disponibilités jour et nuit, y compris les week-ends et jours fériés.

Voici, maintenant, pour aller plus loin, le résumé de la fiche sur le métier de détective privé que vous pouvez trouver sur le site officiel <u>police-nationale.net</u>. Mais ce n'est pas pour autant que la guerre des polices n'aura pas lieu.

Fiche Métier de Détective Privé

Un détective privé est chargé de recueillir des informations et des renseignements pour le compte d'un particulier ou d'une entreprise. Il doit également produire des preuves (écrits, enregistrements, photographies, etc.) que son client pourra utiliser pour défendre ses intérêts. Cette fiche métier vous donne toutes les informations utiles pour devenir détective privé. Synonyme et métier associé : Agent de Recherches Privées (ARP).

– Niveau d'études ou diplômes requis : détenir une certification enregistrée au RNCP de niveau bac +2 ou bac +3.
– Études en alternance : oui.
– Salaire débutant 2021 : SMIC, primes éventuelles.
– Statut : indépendant (profession libérale), salarié.
– Limite d'âge pour le recrutement : 18 ans minimum.

Que fait un Détective Privé en 2025 : missions, tâches et fonctions

Les principales missions d'un enquêteur sont de recueillir des informations et de produire des preuves pour ses clients. Certaines personnes font appel à un détective dans un but personnel, d'autres dans le cadre d'une procédure judiciaire pour obtenir des réparations de préjudices subis. **Le détective privé intervient parfois directement à la demande du juge**. Mais aujourd'hui une grande majorité des enquêtes sont menées pour le compte des entreprises. **Le détective a pour mission de révéler une vérité, mais n'a pas d'obligation de résultats. En revanche, il a une obligation de moyens, c'est-à-dire qu'il doit tout mettre en œuvre pour mener son enquête à bien.** Autrement dit, même s'il ne trouve pas les preuves nécessaires à son client, mais qu'il peut justifier les moyens qu'il a mis en œuvre pour y parvenir, il sera tout de même rémunéré et ne pourra pas être tenu responsable.

Et ce dernier point est intéressant, et donc pour un salarié débutant il y a une garantie que son agence puisse mettre ses moyens à sa disposition alors que pour quelqu'un qui travaillerait en freelance ou à son propre compte, les choses peuvent se révéler plus compliquées qu'il n'y paraît.

Pour le compte des particuliers, les principales missions du détective sont :

– **Les affaires familiales** : constater un adultère/une infidélité, découvrir un détournement de patrimoine en cas de divorce, prouver la maltraitance d'un enfant ou les violences conjugales, etc.

– **La recherche de personnes disparues** : un mineur en fugue, un membre de la famille perdu de vue, la disparition volontaire d'un adulte, recherche d'un ami d'enfance, des héritiers, etc.

– Les enquêtes prénuptiales : vérifier avant le mariage si le futur mari/épouse ne joue pas un rôle, n'a pas de passé ou une double vie cachée

– Les cas d'abus de faiblesse : révéler l'appartenance d'un proche à une secte par exemple

– La recherche de débiteurs à la suite d'impayés : ancien locataire mauvais payeur, pension alimentaire, etc.

Pour le compte des professionnels et des entreprises, le rôle de l'enquêteur privé est différent, il collecte des informations et des preuves pour des affaires industrielles et commerciales, concernant :

– La protection des brevets

– La lutte contre la contrefaçon et la surveillance de sites

– La concurrence déloyale

– Les cas de harcèlement (sexuel ou moral), de vols, de travail dissimulé pendant un arrêt maladie

– Les escroqueries, à l'assurance par exemple

– L'historique de carrière d'un futur employé avant de l'embaucher

– La solvabilité si un client n'honore pas ses factures

– Le détournement de marchandises ou de personnel

– Le contre-espionnage industriel.

L'enquêteur peut également décider de se spécialiser dans certains types d'affaires (mœurs, financières, industrielles) en fonction de ses goûts et compétences.

Quotidien d'un Agent de Recherches Privées (ARP)

Les tâches quotidiennes d'un enquêteur privé dépendent de son statut (salarié, sous-traitant, indépendant ou directeur d'agence). En plus du travail d'enquête, les indépendants et les directeurs d'agences doivent s'occuper de la gestion de leur entreprise et trouver de nouveaux clients. Le salarié et le sous-traitant sont chargés de mener les investigations et de rédiger les rapports d'enquêtes. Les missions commencent par un rendez-vous avec le client. Le détective privé collecte toutes les informations nécessaires. Si la personne ou la requête lui paraît illégale ou immorale, il a le droit de refuser de prendre l'affaire sans avoir à se justifier. Une fois qu'il a toutes les informations il propose un plan de travail et établit un devis. *Et pour établir un devis viable, ne lésant ni le client ni le professionnel, en termes de frais et de temps passé, là encore l'expérience du métier est capitale.*

Il existe deux types d'enquêtes :

– L'enquête administrative généralement facturée au forfait, et en partie au résultat

– L'enquête de terrain, très souvent facturée à l'heure.

Si le client accepte le devis, le client et le détective signent un contrat de mandat. Ce mandat de pouvoir donne la procuration au détective privé pour procéder aux investigations et prendre les dispositions nécessaires pour exécuter la mission. Ils signent également une convention d'honoraires.

L'enquête

Tout d'abord, l'Agent de Recherches Privées (ARP) demande à son client de s'éloigner de l'enquête. Pour avoir les coudées franches comme pour ne pas être influencé. Il peut aussi commencer une mission par une enquête administrative. Certaines missions ne demandent que ce type de recherche. C'est le cas pour une recherche de solvabilité ou de domiciliation bancaire par exemple. Et pour toutes les personnes recherchées en général. L'autre notion à prendre en compte est la notion d'incognito du détective privé, plus il la respecte et plus son travail sera facilité. En conséquence moins il sera exposé. Pendant cette phase, le détective va devoir :

- Faire des recherches sur Internet
- Consulter les fichiers ouverts à tous requérants
- Parcourir des bases de données (françaises ou étrangères)
- Lire en détail des documents (statut, contrat, article, etc.).

Lorsqu'il mène l'investigation sur le terrain, il a besoin de :

- Planifier les étapes de réalisation de l'enquête
- Repérer les lieux d'intervention
- Surveiller des lieux et des personnes
- Effectuer des filatures (suivre des personnes)
- Rechercher et recueillir des témoignages (voisinage, employeur, famille, etc.)
- Enregistrer des conversations
- Collecter des indices
- Constater des flagrants délits, prendre des photos, des vidéos ou faire des enregistrements audios
- Recueillir des auditions
- Procéder à des reconstitutions, des médiations, des expertises, etc.

La rédaction du rapport d'enquête

Le détective privé fait un bilan avec les informations recueillies : il rédige les documents de restitution : rapports de vacations, notes, courriers qui constitueront le dossier d'enquête, et un rapport de synthèse détaillé. Ayant une obligation de moyens, il doit noter avec précision les moyens qu'il a mis en œuvre chaque jour pour résoudre l'enquête. Le client pourra ainsi vérifier le travail effectué. Ses rapports peuvent être également envoyés à l'avocat du client si l'enquête doit servir dans le cadre d'une affaire en justice (démontrer aux tribunaux que le client a été abusé). Pour être recevable par la justice, le travail du détective doit respecter certaines règles (demande d'enquête légitime, moyens mis en œuvre proportionnés à l'objectif de l'enquête, etc.). À noter que le détective privé est parfois désigné par les tribunaux pour mener une enquête. Dans ce cas, il intervient à la demande du juge et devient un véritable auxiliaire de la justice. **Mais une précision cependant : un détective privé n'a pas le droit de porter une arme comme pourrait le faire un fonctionnaire de police. Le détective privé a accès à des données sensibles et confidentielles. Il est tenu au devoir de confidentialité et de réserve (secret professionnel) envers sa clientèle et ne doit jamais révéler les informations confiées par un client. Avoir un casier judiciaire vierge est indispensable.**

Les « compétences plus »

Une bonne connaissance du droit est nécessaire pour mener ses enquêtes dans le cadre de la réglementation. Un bon détective maîtrise également les nouvelles technologies, que ce soit pour faire de la surveillance ou des recherches poussées (bases de données, etc.). Il doit posséder un permis B et un véhicule, le permis moto est un plus. Enfin, parler une ou plusieurs langues étrangères dont l'anglais est un vrai atout, surtout quand les enquêtes prennent une envergure internationale.

Le saviez-vous ?

Fluctuat nec mergitur. Depuis 2003, le métier est réglementé (obligation de formation, respect de la vie privée…) et la France compte environ 800 agences de recherches privées aujourd'hui, alors qu'elle en comptait plus de 3 000 il y a 20 ans.

Pour exercer son métier, l'ARP doit absolument détenir une des formations certifiées par le Répertoire National des Certifications Publiques (RNCP). Il en existe 4 actuellement.

– Pour mener des enquêtes et des investigations en tant que salarié dans une agence spécialisée, l'ARP doit au moins détenir le Certificat de Qualification Professionnelle (CQP) « Salarié détective – agent de recherches », accessible après un bac. **Dispensée par l'université de Nîmes**.

– Pour exercer en libéral, devenir directeur d'agence ou collaborateur indépendant, il doit valider le titre de « Responsable d'investigations et d'opérations de recherches privées » ou l'une des deux Licences professionnelles répertoriées. **L'université Paris II Panthéon-Assas**.

Seule l'une de ces formations permettra d'obtenir un agrément, obligatoire pour exercer.

Parlons argent, parce que ce n'est pas tout ça, mais…

Combien gagne un Agent de Recherches Privées ? En début de carrière, un détective privé en agence gagne environ le SMIC. La plupart du temps, il bénéficie d'un intéressement sur le chiffre d'affaires de l'agence. Avec les années d'expérience, son salaire peut dépasser les 3 000 € brut par mois (environ 2 300 € net).

Lorsqu'il est à son compte, l'enquêteur perçoit des honoraires pour mener ses missions : il peut décider d'appliquer un tarif horaire, journalier ou un forfait pour l'ensemble de l'enquête. Il est très difficile de déterminer un revenu moyen pour les détectives indépendants, il peut passer du simple au triple selon la réputation de l'enquêteur ou celle de son agence. Dans tous les cas, ce sont souvent les premières années qui sont les plus difficiles, le temps de se faire une réputation auprès des avocats et huissiers qui les recommanderont à leurs clients.

Découvrez les statistiques les plus surprenantes liées à la fonction de détective privé :

– 67,5 millions d'euros : c'est le CA annuel généré par « les activités d'enquête » (activité de détective privé) en 2016 selon l'INSEE (Institut national de la statistique et des études économiques).

– 100 : c'est le nombre moyen de détectives privés qui arrivent sur le marché, chaque année.

– 20 % : pourcentage de femmes dans les effectifs du secteur des détectives privés.

– 30 % d'entre eux sont d'anciens fonctionnaires de police ou de gendarmerie.

– 50 à 200 € : c'est le coût horaire TTC moyen d'une heure de service d'un cabinet de détective privé en capitale.

Le CNAPS en chiffres sur l'année 2022 :

– 45 264 cartes professionnelles délivrées

– 31 476 autorisations préalables délivrées

– 1 999 agréments dirigeant, gérant et associés délivrés

– 1 524 autorisations d'exercer délivrées pour les entreprises de sécurité privée

– 354 autorisations d'exercice délivrées pour des organismes de formation

– 115 autorisations d'exercer pour les services internes de sécurité

– 410 décisions de sanctions des CLAC

– 84 décisions de sanctions du directeur

– 64 décisions de sanctions de la commission de discipline

Évolution professionnelle d'un Détective Privé

Pour évoluer, un enquêteur salarié peut devenir indépendant. S'il ne détient que le CQP Enquêteur – agent de recherches privées, il doit compléter sa formation pour travailler en profession libérale. Il pourra également décider de monter son agence de recherches privées. L'enquêteur peut également décider de se spécialiser dans certains types d'affaires : mœurs, financières, industrielles, etc.

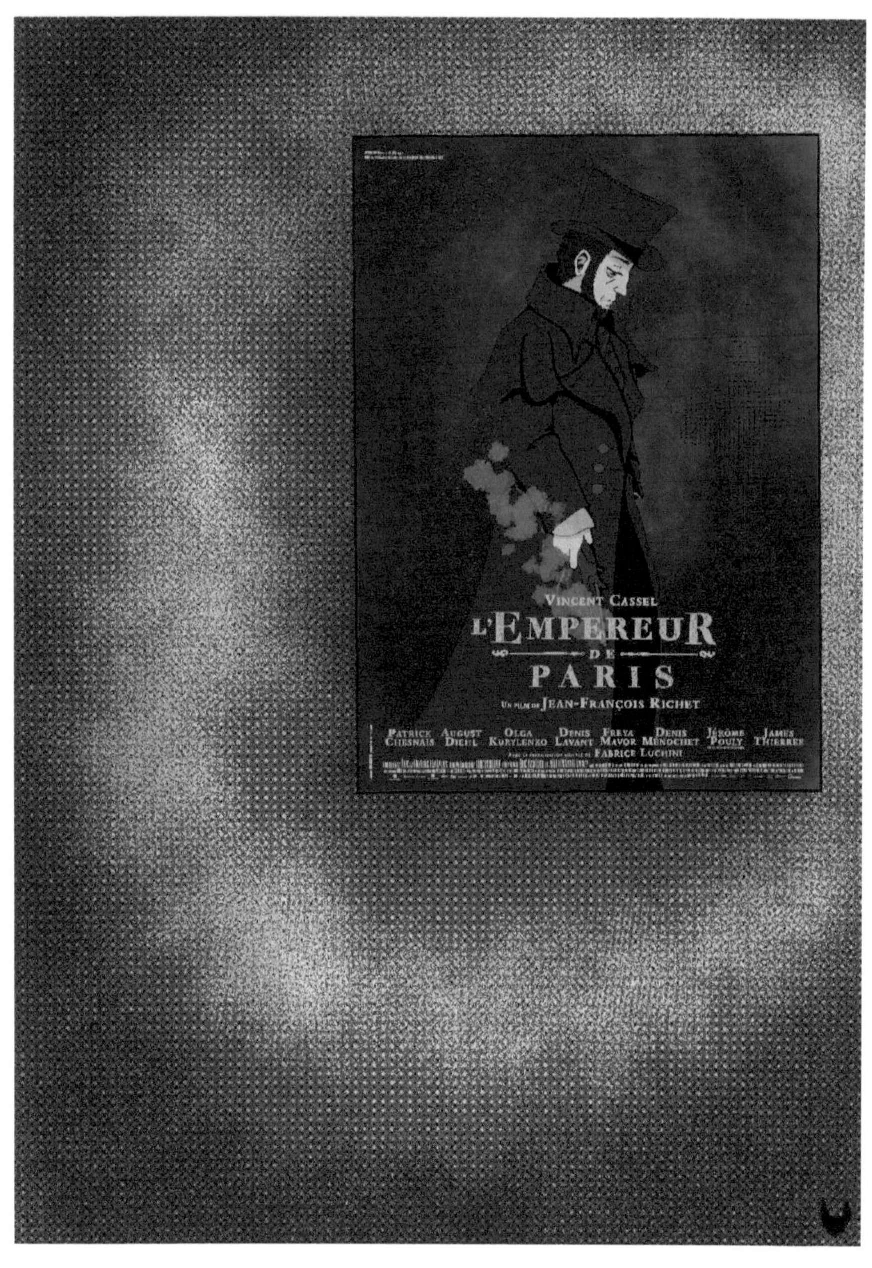

Portrait manga Vidocq, réalisation originale de Victoria Laurent-Rouault, feutre et palette graphique, copyright « Mademoiselle Yume Chat noir », 2024

CHAPITRE 4

Écoles et formations

Agent de Recherches Privées

Quels diplômes, études, formations pour devenir Détective Privé ?

Depuis que la profession a été réglementée en 2003, le candidat doit être détenteur de l'une des certifications professionnelles enregistrées au Répertoire National des Certifications Professionnelles (RNCP) pour avoir le droit d'exercer. Il en existe quatre. Pour travailler uniquement en tant que détective salarié sous le contrôle d'un directeur d'agence, il est nécessaire de passer le Certificat de Qualification Professionnelle (CQP) Enquêteur – Agent de recherches privées qui confère un niveau bac +2.

Pour devenir directeur d'agence, travailler en indépendant, à son compte ou en tant que collaborateur pour une agence, le futur enquêteur peut passer :

– le Titre de « Responsable d'investigations et d'opérations de recherches privées », niveau bac +3

– la Licence professionnelle « Agent de recherches privées » ou la Licence professionnelle « Sécurité des biens et des personnes spécialité activités juridiques », niveau bac +3.

Enquêteur salarié – Agent de Recherches Privées

La formation est délivrée à l'Institut de Formation des Agents de Recherches (IFAR) à Montpellier ainsi qu'à l'École Supérieure des Agents de Recherches Privées (ESARP) à Paris. Elle forme l'enquêteur salarié à réaliser des investigations et à traiter les informations recueillies.

La formation est accessible aux personnes ayant :
– Un bac
– Un permis B et un véhicule

– Un casier judiciaire vierge
– Une bonne condition physique
– Une autorisation d'entrée en formation délivrée par le CNAPS.

La formation dure 640 heures, partagées entre des cours théoriques (360 heures) d'octobre à janvier et un stage en entreprise (280 heures) de février à mars. Les personnes souhaitant se former à un métier de la sécurité (la recherche privée en fait partie) doivent demander une autorisation au CNAPS pour vérifier qu'ils n'ont pas commis d'actes incompatibles avec l'exercice de leur future fonction. Pour faire cette demande, le candidat doit demander un justificatif de pré-inscription à l'IFAR afin de le joindre à la demande. Il doit ensuite faire une demande en ligne.

Les enseignements théoriques :

– Agent privé de recherche : rôle et statut – 14 h
– Élément de droit (civil, pénal, commercial) – 80 h
– Morphopsychologie/expression verbale et non verbale – 14 h
– Banque de données informatisées – 14 h
– Intelligence économique – 18 h
– Généalogie successorale – 12 h

Les disciplines professionnelles :

– Topographie – 11 h
– Photographie – 10 h
– Filature, surveillance et signalement – 56 h
– Rédaction de rapport – 14 h
– Témoignages et attestations – 7 h
– Constats et sommations – 8 h
– Flagrants délits, force publique, armes – 7 h
– Technique d'enquête et d'investigation – 60 h
– Drogue, délinquance, protection des personnes – 7 h

– La preuve (éléments probants) – 21 h

– Contre-enquête pénale – 7 h

À la fin de la formation, l'élève passe 3 épreuves finales pour obtenir son diplôme :

– Rédaction d'un rapport de stage de 20 pages et sa soutenance devant un jury

– Une épreuve pratique de 4 h de mise en situation : l'étudiant analyse une mission et mène une enquête de terrain à partir de documents fournis

– Épreuve écrite de 2 h : l'étudiant rédige un rapport à partir de l'enquête qu'il a réalisée.

La formation coûte environ 4 500 €. Mais vraisemblablement des aides sont possibles en fonction de la situation du candidat.

Titre de Responsable d'Investigations et d'Opérations de Recherches Privées

La formation est également délivrée par l'IFAR à Montpellier et l'ESARP à Paris. Elle est accessible aux personnes ayant :

– Un bac +2 ou un niveau bac +2 avec une expérience en droit

– Un permis B et un véhicule

– Un casier judiciaire vierge

– Une bonne condition physique

– Une autorisation d'entrée en formation délivrée par le CNAPS

La formation dure 1 200 heures, partagées entre des cours théoriques au centre (700 heures) de septembre à mars et un stage en entreprise (500 heures) de mars à juillet.

Les enseignements théoriques :

– Agent privé de recherche : rôle et statut – 14 h

– Élément de droit (civil, pénal, commercial) – 102 h

– Comptabilité et gestion du cabinet – 35 h

– Marketing, recherche commerciale – 21 h

– Psychologie appliquée et technique d'entretien – 21 h

– Morphopsychologie/expression verbale et non verbale – 35 h

– Banque de données informatisées – 21 h

– Intelligence économique – 35 h

Les enseignements professionnels :

– Topographie – 18 h

– Photographie – 21 h

– Filature, surveillance et signalement – 87 h

– Rédaction de rapport – 21 h

– Témoignages et attestations – 21 h

– Constats et sommations – 14 h

– Flagrants délits, force publique, armes – 10 h

   Technique d'enquête et d'investigation – 105 h

– Drogue, délinquance, protection des personnes – 21 h

– Lutte contre l'espionnage économique – 35 h

– La preuve (éléments probants) – 35 h

– Documents administratifs/recherche de débiteurs – 21 h

– Secret professionnel – 7 h

L'élève doit passer 5 épreuves finales pour obtenir son diplôme :

– Rédiger un rapport d'étude de 20 pages sur la gestion d'une agence de recherches privées (épreuve liée au stage) et la soutenance orale de ce rapport devant un jury

– Rédiger un mémoire de 30 pages sur le pilotage de missions (épreuve liée au stage)

– Passer une épreuve écrite de 3 h : l'étudiant analyse et étudie une demande d'enquête

– Passer une épreuve pratique de 4 h de mise en situation : l'élève doit réaliser une enquête à partir de documents

– Passer une épreuve écrite de 3 h d'étude de cas : l'élève traite des informations et constitue un rapport d'enquête.

La formation coûte entre 8 500 et 9 000 euros.

Les enquêteurs qui ont suivi le CQP et 6 mois de stage rémunéré dans un cabinet d'enquête et qui souhaitent créer leur agence, ont la possibilité de suivre une formation passerelle de 260 h en centre et 3 mois de stage. Elle permet d'acquérir le titre de Responsable d'investigations et d'opérations de recherches privées. La formation coûte environ 4 000 €.

Licence Pro Agent de Recherches Privées

Elle est délivrée par l'université de Nîmes. Elle est accessible après l'obtention d'un bac +2. Elle peut être suivie en formation initiale (pour les étudiants de moins de 28 ans) ou en formation continue. Dans le premier cas, l'étudiant devra uniquement payer les droits d'inscription d'université. Dans le second, la formation coûte environ 4 500 euros en plus des droits d'inscription.

Pendant 1 an, l'étudiant apprend à :

– Collecter les informations dans le respect de la légalité

– Rédiger des rapports pour restituer les renseignements recueillis et les constatations effectuées

– Gérer une agence de recherches privées.

La formation est répartie entre 458 heures d'enseignements théoriques et 14 semaines de stage.

Enseignements théoriques et travaux dirigés :

- Droit pénal et procédure pénale – 30 h
- Droit civil – 20 h
- Droit commercial – 12 h
- Droit des libertés fondamentales – 20 h
- Marketing – 14 h
- Lutte contre l'espionnage industriel – 30 h
- Technique d'enquête et d'investigation – 30 h
- La preuve – 20 h
- Topographie et photographie – 20 h
- Droit du travail – 12 h
- Droit de la propriété intellectuelle – 18 h
- Institutions juridictionnelles – 18 h
- Rôle et statut de l'ARP – 21 h
- Secret professionnel – 8 h
- Comptabilité et gestion du cabinet – 6 h
- Documents administratifs – 21 h
- Filature, surveillance et signalement – 50 h
- Rédaction de rapport et compte-rendu de vacation – 12 h
- Témoignage, attestation, constats et sommations – 18 h
- Langue vivante spécialisée – 20 h
- Banque de données informatisées, recherche de débiteurs – 30 h
- Psychologie et techniques d'entretien, généalogie – 30 h

L'obtention de cette licence permet d'obtenir un diplôme de niveau bac +3.

Licence Pro Sécurité des Biens et des Personnes spécialité Activités Juridiques

Elle est délivrée par l'université Paris II, Panthéon-Assas, mais les enseignements ont lieu à Melun. La formation à l'université dure 7 mois, de septembre à mars. Elle est suivie d'une période de stage de 3 mois. Elle est délivrée en partenariat avec l'IFAR. Comme pour la licence pro ARP de Nîmes, le coût de la formation est de 4 500 € + droits d'inscription si elle est suivie en formation continue. En formation initiale (pour les moins de 28 ans), l'étudiant ne paye que les droits d'inscription à l'université.

Environnement juridique du métier d'Agent de Recherches Privées (ARP) :

– Approche globale des professions de la sécurité et de l'intelligence économique – 20 h de cours + 10 h de TD

– Libertés publiques et droits fondamentaux – 30 h de cours + 15 h de TD

– Gestion du cabinet d'enquêtes – 20 h

– Droit et enquête d'assurance – 15 h de cours + 15 h de TD

– Informatique – 10 h

– Comptabilité – 10 h

– Procédures civile, pénale et administrative – 27 h

– Responsabilités pénale, civile et administrative – 30 h

– Langues – 15 h

– Techniques d'investigation – 30 h de cours + 15 h de TD

– Direction d'enquêtes privées – 30 h de cours + 15 h de TD

– Droits et obligations de l'enquêteur privé – 21 h cours + 12 h de TD

– Procédures spécifiques à la profession d'enquêteurs privés – 30 h

À l'issue de sa formation, quelle que soit la formation suivie, le futur enquêteur doit se déclarer et faire une demande d'agrément auprès du Conseil national des Activités Privées de Sécurité (CNAPS) pour pouvoir exercer. Le CNAPS a été créé en 2012 pour contrôler les métiers de la sécurité privée.

Devenir Détective Privé via la Police nationale, la Gendarmerie ou l'Armée

Les officiers et agents de police judiciaire (police ou gendarmerie) ainsi que les militaires peuvent devenir détectives privés sans condition de diplôme. Ils devront simplement déposer un dossier de Validation des Acquis de l'Expérience (VAE) à l'IFAR. Rentrer dans la police, la gendarmerie ou l'armée peut donc être une bonne stratégie, dans un premier temps, avant d'exercer le métier de détective. Ce cursus vous permettra de bénéficier de plusieurs avantages :

– Vous êtes payé pendant votre formation et elle est gratuite. Par exemple, un élève-gendarme est rémunéré plus de 1 600 € net par mois.

– Vous accumulez beaucoup d'expérience au contact de vos collègues, sur le terrain et en connaissant le fonctionnement des institutions.

– Vous vous créez un gros réseau dans les forces de l'ordre, mais aussi auprès des élus (maires, etc.) que vous pourrez mettre à profit quand vous serez détective.

– Si vous choisissez cette voie, il faut passer un des concours de la police nationale, de la gendarmerie ou vous engager dans l'armée.

Votre réussite aux concours n'est pas du tout garantie et une bonne préparation sera la clé de votre réussite. Pour augmenter vos chances d'être reçu aux concours, la meilleure solution est de vous inscrire à une formation préparatoire. C'est une formation en ligne que vous pouvez suivre de n'importe quel endroit, quand vous le souhaitez et à votre rythme, 90 % des élèves sont satisfaits de la formation et les inscriptions sont ouvertes toute l'année.

Directeur d'agence de détectives

Attention, ouvrir une agence de détectives privés n'est pas aussi simple qu'il y paraît. Le niveau d'études requis est au minimum de bac +3. Les démarches administratives sont assez longues et assez pénibles, notamment au niveau du ministère de l'Intérieur. Nous reviendrons un peu plus loin sur le CNAPS, organe vital pour l'exercice. Ouvrir une agence c'est ouvrir une entreprise. Et une entreprise, quel que soit son secteur d'activité, quelle que soit sa forme juridique, et, quelle que soit sa taille, cela reste une entreprise. Dans une entreprise, il y a un ou des salariés et donc des locaux et des charges. Le frais de fonctionnement sont bien évidemment variables d'une taille à une autre et d'une activité à une autre. Mais ils sont là ! Globalement, pour un jeune entrepreneur sans trop de réseau, c'est à déconseiller. N'oublions pas que le métier de détective privé flirte souvent avec le « risque juridique » et donc en cas de problème, les protections d'un jeune entrepreneur sont minces. Nous attirons aussi votre attention sur un fait : il faut accorder une importance très particulière au choix du statut de votre agence. En dehors de l'EURL classique ou de la SARL, n'hésitez pas à vous attacher les soins d'un expert-comptable dès le départ. Il vous sera utile pour choisir la bonne formule correspondant à vos besoins et il pourra vous apporter une aide précieuse y compris pour la rédaction de vos statuts. N'oubliez pas que dans cette profession, les frais peuvent être nombreux. Il vous faut donc choisir la bonne formule fiscale afin d'en tirer le meilleur parti. De même que votre clientèle peut être variée et nécessiter un traitement particulier au niveau de la facturation. Les conditions de règlement peuvent varier s'ils sont à la charge d'une entreprise ou d'un particulier. De même que la démarche pour le choix de la banque et donc du compte professionnel est importante. Et une entreprise ou un service administratif peuvent faire jouer des délais de paiement qui s'étalent au-delà de 30 jours. Il faut donc que votre trésorerie suive. Pour trouver les bons partenaires, dès le départ, apportez un soin particulier à votre business plan. C'est pourquoi il sera important de bien catégoriser vos activités dès le départ et de cibler intelligemment d'un point de vue commercial vos prospects. Le métier de détective privé demande non seulement des compétences, mais aussi une certaine discrétion. Il en va de même pour une agence. La clientèle d'une agence de recherches et d'enquêtes privées peut privilégier aussi la confidentialité, et donc c'est là une autre difficulté. On ne peut pas mener une campagne publicitaire classique pour une agence comme le ferait une entreprise lambda. Pourtant la communication est importante, quelle que soit l'activité exercée. C'est même une obligation légale. Le démarchage direct et le bouche-à-oreille semblent être les deux pôles les plus efficaces pour faire connaître son agence. C'est enfoncer une porte ouverte que d'écrire que la satisfaction des clients, quel que soit le type d'enquête et quelle que soit la prestation de service vendue, est primordiale. Plus une activité est confidentielle et plus le bouche-à-oreille la nourrit, et plus les critiques sont bonnes et plus il y a de clients. Être à la tête d'une agence de détectives privés et créer cette agence donnent de la crédibilité à l'activité. Les locaux ont bien évidemment aussi leur importance. Mais là encore il ne faut pas tomber dans le fantasme, avec la porte de bureau en verre soufflé et le nom du détective en lettres peintes inscrit. Oubliez peut-être aussi le ventilateur à pales qui tourne au plafond et la bouteille de scotch sur le bureau. Une agence d'enquête privée peut être amenée aujourd'hui à avoir une clientèle dont la demande est liée à une certaine technologie. Il faut donc que l'entreprise soit dans l'air du temps et se débarrasse de tous les clichés inhérents à la profession. D'ailleurs dans le choix des activités, vous pouvez opter pour une agence dont le catalogue est généraliste ou pour un service spécialisé.

La page d'enquête Inquisitor indispensable : le CNAPS

Voici ce qu'il faut savoir de cet organisme, tel qu'il est présenté par lui-même et surtout, chers détectives en herbe, ce qu'il faut savoir et retenir. **Sans l'accord de cet organisme vous ne pourrez pas exercer, et sans vous pencher un minimum sur vos droits, devoirs et obligations, vous courez à la catastrophe.** Pour obtenir le permis de conduire il faut passer son code, pour jouer en virtuose d'un instrument il faut apprendre le solfège, pour être détective privé il faut aussi répondre à un certain nombre d'obligations qu'il faut connaître. (Source : Le CNAPS | Internet CNAPS [interieur.gouv.fr])

Le Conseil national des activités privées de sécurité est un établissement public sous tutelle du ministère de l'Intérieur, qui est chargé de la mise en œuvre de la réglementation de la sécurité privée et un établissement public dédié aux activités privées de sécurité. Il a été créé en 2011 pour assurer cette mission, auparavant dévolue aux préfets.

Les activités privées de sécurité

La notion d'activités privées de sécurité regroupe une grande diversité de métiers divisés en plusieurs familles qui ont pour objet d'assurer la protection des biens et des personnes et qui sont exercées par des entreprises et des personnes privées :

– La surveillance humaine et le gardiennage (qui comprend notamment la télésurveillance, la sûreté aéroportuaire et la surveillance à l'aide d'un chien, y compris en vue de la détection d'explosifs)

– La surveillance humaine et le gardiennage par des agents armés

– Le transport de fonds

– La protection des navires
– Les recherches privées (détectives)
– La formation aux activités privées de sécurité.

Certaines activités concourant à la protection des biens et des personnes ne sont pas considérées comme des activités privées de sécurité : les activités de prévention et de sécurité incendie ou encore de l'installation de système de télésurveillance.

La réglementation

La réglementation des activités privées de sécurité est apparue avec la loi n° 83-629 du 23 juillet 1983 « réglementant les activités privées de sécurité ». L'objectif de cette loi était de faire des activités privées de sécurité des professions réglementées. Jusqu'alors, ces activités n'étaient en effet soumises à aucune législation particulière. Cette réglementation reposait sur quatre obligations :

– Un accès à ces professions soumis à une stricte exigence de moralité
– Des activités dont l'exercice est soumis à une autorisation administrative préalable
– Une meilleure distinction entre les forces de sécurité intérieure et les professionnels de la sécurité privée
– Un contrôle administratif et pénal renforcé visant à garantir l'efficacité du dispositif.

La réglementation des activités privées de sécurité évolue régulièrement depuis lors, s'adaptant par les faits aux changements et à l'évolutions des métiers de sécurité. Les nouvelles lois votées ont pour but de *renforcer les conditions d'octroi des autorisations administratives mais aussi de poser les bases de ce qui sera appelé « le continuum de sécurité »*. Plusieurs lois importantes ont contribué au renforcement de la réglementions des activités privées de sécurité depuis 1983 :

– Loi n° 95-73 du 21 janvier 1995 d'orientation et de programmation relative à la sécurité

– Loi n° 2011-267 du 14 mars 2011 d'orientation et de programmation pour la performance de la sécurité intérieure (dite LOPPSI 2)

– Loi n° 2015-994 du 17 août 2015 relative au dialogue social et à l'emploi

– Loi n° 2017-258 du 28 février 2017 relative à la sécurité publique

– Loi n° 2017-1510 du 30 octobre 2017 renforçant la sécurité intérieure et la lutte contre le terrorisme

– Loi n° 2021-646 du 25 mai 2021 pour une sécurité globale préservant les libertés.

L'ordonnance n° 2012-351 du 12 mars 2012 relative à la partie législative du code de la sécurité intérieure a compilé les textes relatifs aux activités privées de sécurité afin de créer un livre VI au sein de ce code qui regroupe désormais l'essentiel des dispositions applicables à ces activités.

Aujourd'hui, la réglementation des activités privées de sécurité repose sur 3 axes principaux :

– Des professionnels dont la moralité a été vérifiée.

– Des professionnels dûment formés aux activités qu'ils exercent.

– Des missions exercées de manière la plus transparente possible.

Les missions du CNAPS

Aux termes de l'article L. 632-1 du code la sécurité intérieure, le Conseil national des activités privées de sécurité est chargé :

– 1° D'une mission de police administrative. À ce titre, il délivre, suspend ou retire les différents agréments, autorisations et cartes professionnelles prévus par le présent livre.

– 2° D'une mission disciplinaire. À ce titre, il assure la discipline de la profession et prépare un code de déontologie de la profession approuvé par décret en Conseil d'État. Ce code s'applique à l'ensemble des activités mentionnées aux titres Ier, II et II bis.

– 3° D'une mission de conseil et d'assistance à la profession.

La police administrative

Le CNAPS délivre et retire les autorisations qui permettent d'exercer les activités privées de sécurité, c'est-à-dire :

– L'autorisation préalable d'entrée en formation

– L'autorisation provisoire (c'est l'équivalent de l'autorisation préalable lorsque la formation initiale est dispensée par l'employeur)

– La carte professionnelle d'agent privé de sécurité

– L'agrément en qualité de dirigeant, gérant ou associé d'une entreprise privée de sécurité

– L'agrément « palpation » (autorisation délivrée aux personnes non titulaires d'une carte professionnelle pour être autorisées à réaliser des palpations de sécurité)

– L'autorisation d'exercer pour la personne morale (l'entreprise ou l'organisme de formation).

Le contrôle et l'action disciplinaire

Par ailleurs, le CNAPS diligente des opérations de contrôles sur tout le territoire. Si des manquements à la réglementation des activités privées de sécurité sont constatés au cours de ces contrôles, une procédure disciplinaire est engagée et des sanctions peuvent être prononcées. Ces sanctions sont :

– L'avertissement.

– Le blâme.

– L'interdiction temporaire d'exercer d'une durée maximum de 7 ans.

Ces sanctions peuvent être assorties d'une pénalité financière pouvant aller jusqu'à 150 000 euros pour les personnes morales et les personnes physiques non salariées, jusqu'à 7 500 euros pour les personnes physiques salariées. Les sanctions peuvent également être publiées sur le site internet du CNAPS.

Le conseil et l'assistance à la profession

Le CNAPS a une mission d'assistance et de conseil à la profession. Cette mission prévue par l'article L632-1 du code de la sécurité intérieure s'entend comme une mission pédagogique et d'information sur les lois et règlements en vigueur. Elle consiste à apporter aux professionnels un éclairage quant à l'application des dispositions du code de la sécurité intérieure. Cette dernière mission exclut toute forme de conseil pouvant être assimilé à une entremise commerciale ou pouvant constituer un avantage indu pour la personne qui bénéficie du conseil. Elle doit se limiter à ce seul aspect, et ne saurait être comprise comme impliquant pour l'établissement de répondre à toute question présentée par des professionnels et relative à la validation d'une pratique ou d'un montage juridique envisagés dans le cadre de l'exercice d'une activité de sécurité privée.

Pour résumer : quelle formation pour devenir détective privé ?

La profession de détective privé étant réglementée, tout aspirant détective est tenu d'obtenir un diplôme homologué agréé par la Commission nationale de Certification Professionnelle (CNCP).

Trois formations agréées :

La licence professionnelle de recherches privées (Nîmes Vauban). La formation de l'Institut de formation des agents de recherches (IFAR Montpellier) est accessible à bac +2, ou une équivalence, ou une expérience professionnelle. Si vous n'avez pas le niveau demandé mais que vous avez une réelle passion pour ce métier, vous avez la possibilité de demander à préparer l'entrée à l'IFAR en suivant l'année préparatoire.

La licence professionnelle sécurité des biens et des personnes spécialité activités juridiques (Paris II, Panthéon-Assas). Par suite de la validation de la certification professionnelle, il est indispensable d'engager une démarche auprès du CNAPS pour obtenir l'agrément. Le candidat qui doit posséder un casier vierge, est soumis à une enquête de moralité pour s'assurer de ses bonnes mœurs afin de devenir détective privé.

Le titre certifié de « **détective agent privé de recherches privées direction des opérations** » (bac +2) qui permet de devenir directeur d'agence ou d'exercer en libéral se prépare uniquement **à l'IFAR de Montpellier**.

À noter : les officiers et agents de police judiciaire (police ou gendarmerie) ainsi que les militaires peuvent devenir détectives privés sans condition de diplôme. Ils devront simplement déposer un dossier de validation des acquis de l'expérience (VAE) à l'IFAR. Idem, si vous détenez une expérience professionnelle d'au moins trois ans dans une profession connexe ou annexe à la recherche privée, la VAE vous permettra de devenir détective privé sans conditions de diplôme.

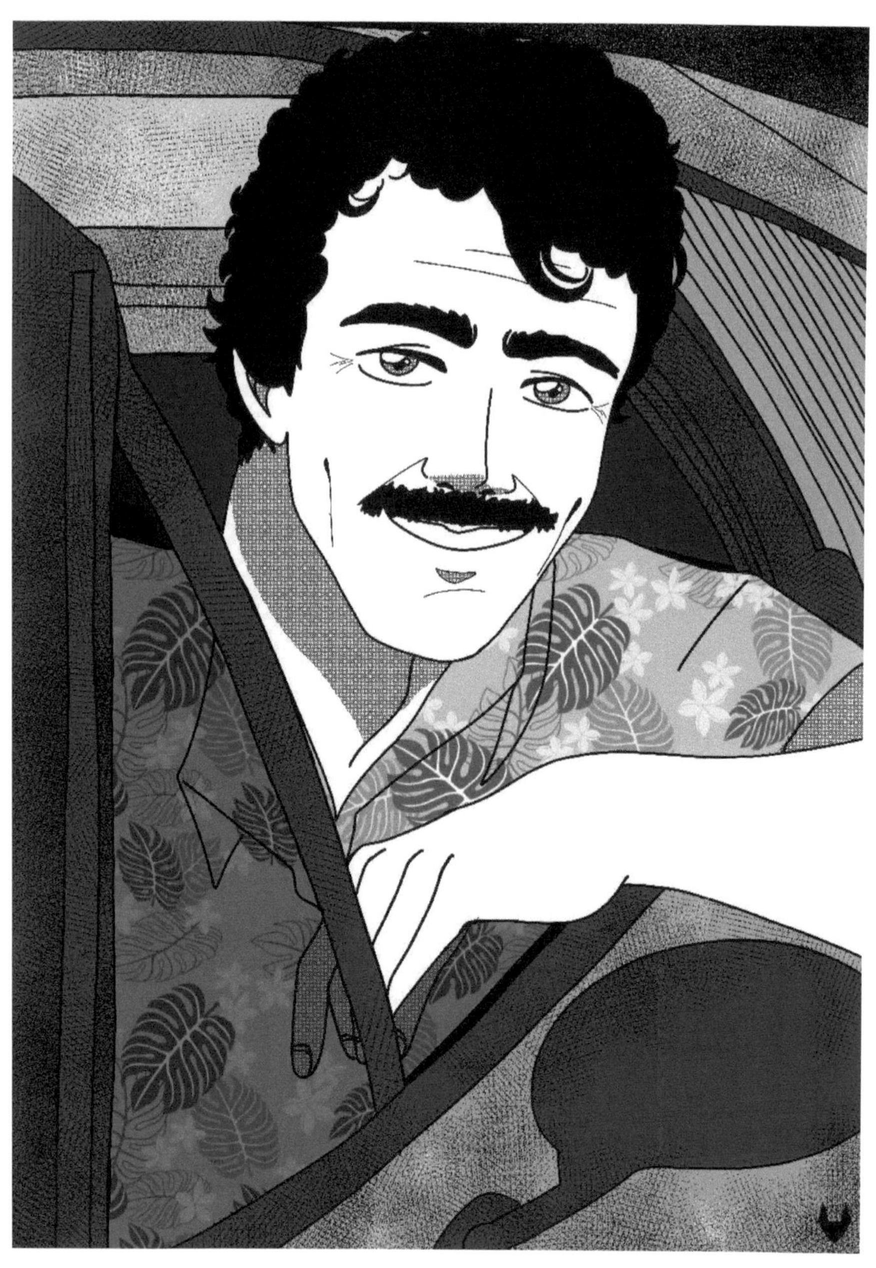

Portrait manga de Magnum, réalisation originale de Victoria Laurent-Rouault, feutre et palette graphique, copyright « Mademoiselle Yume Chat noir », 2024

CHAPITRE 5

Récapitulation essentielle
sur le métier…

Les possibilités de gain ?

En début de carrière, un détective privé employé en agence gagne environ le SMIC. Avec l'expérience, son salaire peut dépasser les 3 000 € brut par mois. Jusque-là, rien de mirobolant dans la grille tarifaire. Mais lorsqu'il est à son compte, l'enquêteur perçoit des honoraires, non un salaire… et il est maître de sa tarification. Il peut décider d'appliquer un tarif horaire, journalier ou un forfait pour l'ensemble de ses prestations et éventuellement décider en plus d'un remboursement de frais, plafonné ou non. Comme pour toute profession libérale de ce type, il est assez difficile d'estimer précisément les revenus d'un enquêteur privé, mais ce que l'on observe, c'est qu'ils peuvent passer du simple au triple selon la réputation de l'enquêteur ou celle de son agence. De même que l'idée de spécialisation entre aussi en compte. Certaines investigations peuvent demander d'exploiter des compétences techniques très poussées, ou de se livrer à des expertises complexes… et certaines enquêtes peuvent aussi engendrer des risques physiques pour l'enquêteur ou demander des disponibilités horaires conséquentes. Comme des déplacements longs. Et tout se paie… Dans tous les cas, ce sont les premières années qui sont les plus difficiles pour le détective privé, le temps de se faire une réputation auprès d'éventuels partenaires, dans la justice, dans l'administration, dans le droit privé… et il ne faut pas oublier que ce métier fonctionne beaucoup en termes de communication, par le bouche-à-oreille et donc par la recommandation client. Donc, soyez bons, probants, rapides et efficaces et vous pourrez peut-être un jour envisager de prendre l'avion pour aller visiter la propriété de Robin Masters à Hawaï et prendre le thé avec Higgins.

Soft-skills & hard-skills
Nouvelle courte

« Quelles sont les qualités nécessaires pour le métier de détective ? Nous avons interrogé plusieurs spécialistes, à Londres, à Paris, à New York et jusqu'à Singapour pour répondre à cette question… Et c'est moi qui ai hérité du dossier…

Mes interlocuteurs étaient tous des anciens du MI 6, du NYPD, de Scotland Yards et du quai des Orfèvres… et j'ai même demandé à Kato, un ancien d'une triade qui nous sert de cousin depuis des années, et tous m'ont répondu ceci unanimement : la plus grande des qualités, la seule nécessaire pour un détective privé est sa capacité à survivre et à viser juste ! Et accessoirement à courir vite…

"Tu parles", pensais-je en moi-même… "10 piges que je fais ce métier et je n'ai jamais tiré que sur des pneus de bagnoles… Une chose est certaine, on ne doit pas avoir les mêmes clients ni les mêmes rues…"

Dans le bureau d'Inquisitor, l'agence où je trimais comme un Turc, la petite poupée bien roulée qui tapait mollement sur sa machine à écrire pour ne pas écailler le vernis de ses ongles délicats, n'arrivait pas, malgré ses petits soupirs éloquents et le crissement excitant de ses bas nylons, quand elle décroisait ses jambes interminables et admirablement galbées, à me distraire de la question. J'avais une secrétaire depuis 2 semaines et c'était une lubie du boss. En attendant, tout comme Bernard Blier dans Le grand blond *: je tournais en rond.*

Merde !

Bull, du bureau de New York, ne m'avait pas franchement répondu non plus.

D'ailleurs depuis qu'il était redevenu flic, il avait changé. Je n'ai jamais aimé la mentalité des patrouilleurs de bitume. Ils ont trop de crasse sous leurs semelles de godasses.

Kato de Singapour avait bien travaillé, mais quelque chose me disait que cette face de pamplemousse n'avait pas été tout à fait franche. Son dossier était incomplet. De toute façon, jo n'ai jamais réellement su pour qui il travaillait celui-là…

Je me servais généreusement un scotch, en m'amusant des ronds d'humidité qu'imprimait le verre sur le dossier de la veuve Couderc... une sale affaire... arsenic et vieilles dentelles... Les héritiers me mettaient la pression. Les pales du ventilateur tournaient mollement au-dessus de ma tête, tout aussi mollement que Pénélope entortillait ses délicieux cheveux blonds autour de son index. Cette fille était folle de moi, mais je n'osais rien tenter pendant les heures de travail. Aujourd'hui le harcèlement sexuel ça peut mener loin. Surtout quand c'est vous-même qui êtes harcelé...

Il était déjà tard, trop tard pour cuisiner le sieur James du MI 6... les pubs ouvrent à 17 heures dans la City et il devait déjà lever le coude depuis au moins trois heures en demandant à Dieu de sauver la reine... et au roi de la monter pour assurer des héritiers au Royaume... chez les British, il faut bien avouer que depuis la mort de Diana c'est un peu le bordel... quoi qu'il en soit, j'étais au point mort. Je faisais mariner la question des qualités indispensables au bon privé... mais rien ne venait... et je devais rendre ce putain de rapport demain matin à la première heure.

Pénélope soupirait en regardant la pendule accrochée au mur, sa délicieuse petite bouche offrant en spectacle une moue à damner un saint... j'essayais de penser à autre chose qu'à ses lèvres pulpeuses et tentatrices et je devais me rendre à l'évidence... il fallait que je demande conseil au Boss. À Mister Large en personne... comme un seul homme, mû par une impulsion irraisonnée, je décrochais le bigophone, composais le numéro et stylo en main, je m'apprêtais à prendre des notes. Succinctement, en grognant, après avoir posé ma foutue question, il me dit ceci :

"Avoir le sens de l'observation et de la logique : un myope imbécile n'a aucune chance dans le métier, p'tit gars ! Être discret de nature : plus tu fais du bruit et moins t'auras de zéros sur ton chèque, cowboy ! Savoir tenir un volant : on ne te demande pas de jouer dans un remake de Bullit, mais faut pas jouer au Corniaud non plus ! Connaître ton droit : ça te servira si des flicaillons ou des baveux te cherchent des poux ! Savoir te servir d'un clavier pour faire de bonnes pêches sur le Web. Et plus important que tout : être patient. Très. Beaucoup. Et disponible. Très. Très

disponible. Et éviter d'emmerder le patron au téléphone si tu ne veux pas aller pointer au chômage !"

Il raccrocha.
Sèchement.
C'était le dernier vendredi du mois… j'aurais dû y penser.
Le patron faisait les fiches de paye avec miss Moneypenny, la comptable… et ça le vieux, il n'aimait pas. Dès qu'il s'agissait de sortir des ronds, comme par hasard il avait les poches percées et en plus il avait paumé les clés de la caisse ! Ce type avait l'esprit de droite. Tu lui parlais "augmentation en vacances" et il sortait son flingue ! Il ne valait mieux pas insister. Et puis il m'a dit l'essentiel. Il ne me restait plus qu'à rédiger cette saloperie de rapport et à espérer que je pourrais entraîner Pénélope dans une boîte de nuit un peu plus tard dans la soirée. Et puis surtout qu'elle me fasse visiter son appartement… »

***

Sortons de la fiction pour revenir à la réalité du détective privé et ses qualités.

— Il doit savoir être discret pour ne pas révéler d'éléments importants du dossier. Il doit aussi savoir travailler son anonymat. Réalisant des filatures, il doit savoir se fondre dans le paysage pour ne pas éveiller les soupçons afin de pouvoir démêler le vrai du faux et repérer les indices importants pour son enquête. Le détective privé doit posséder un sens de l'observation hors du commun et faire montre d'une logique implacable. Tenu au secret professionnel, il doit savoir aussi être muet comme une tombe.

— La majorité des agents de recherches privés, en France, passent plus de la moitié de leur temps à effectuer des filatures. Cela nécessite de rester de nombreuses heures au volant de leur

91

véhicule. Une excellente conduite est donc de rigueur. Les stages de conduite à risques sont essentiels à la profession.

– Pour exercer cette profession, il faut être disponible la majeure partie du temps, surtout quand on est à son compte, car les clients et les avocats peuvent appeler pour une intervention rapide à tout moment. Un adultère à prendre en flagrant délit n'attendra pas que l'on refasse la chambre.

– Vous vous devez de savoir ce que vous avez le droit de faire ou de ne pas faire. Si vous avez pour ambition de créer votre propre agence, mieux vaut également se former au dialogue juridique, et au droit de manière générale.

– Certains cas peuvent prendre du temps à être résolus. Vous devez être en mesure de surveiller pendant de longues heures. La plupart des informations que vous recueillez peuvent également prendre beaucoup de temps. La patience peut vous aider à rester concentré sur les moments les moins excitants d'une enquête.

– La recherche en ligne est l'un des meilleurs outils dans la profession. Vous avez besoin de compétences informatiques pour pouvoir trouver des informations via des recherches en ligne et des bases de données.

– L'enquêteur privé travaille comme indépendant, ou est salarié d'une agence. Si vous pouvez justifier d'un an d'expérience, une carte professionnelle vous sera délivrée par la coordination nationale des détectives. Après quelques années d'expérience, et sur autorisation préfectorale, l'enquêteur privé peut créer son propre business soit sa propre agence spécialisée.

Les détectives privés sont autorisés à exercer dans l'État où ils travaillent, et peuvent soit travailler à plein temps en tant qu'employés, soit être engagés par des sociétés de détectives privés, des services de police, des entreprises et organisations privées, ainsi que des clients individuels. Bien que l'on dispose généralement de suffisamment de connaissances sur la question de savoir ce qu'est un détective privé, il est difficile de trouver des informations facilement accessibles sur les détectives privés et sur les lieux de travail des détectives privés.

Bien que les services qu'ils fournissent puissent différer selon l'affaire ou l'industrie dans laquelle ils travaillent, leurs compétences sont souvent très similaires, car ils sont appelés à découvrir des faits et des preuves, à analyser des informations et à fournir à leurs clients les résultats de leur enquête. Quel que soit le parcours professionnel ou le créneau choisi par un détective privé, ses talents résident dans sa capacité à recueillir et à analyser des informations. Cela peut inclure :

- La réalisation d'enquêtes sous couverture
- Effectuer des activités de surveillance
- Documenter et rapporter les résultats des enquêtes
- Interviewer des personnes
- Faire des recherches sur le site

Les compétences et l'expertise des détectives privés sont utiles dans un grand nombre de domaines, dont les suivants :

- Les services d'expertise judiciaire en informatique
- Services de protection des personnes
- Les enquêtes d'infiltration
- Programmes de sélection des fournisseurs, des vendeurs et des employés
- Services d'intervention en cas de crise
- Prévention des pertes dans le commerce de détail
- Services d'enquêtes criminelles
- Services de polygraphie
- Services de recherche de personnes disparues
- Dépistage préalable à l'embauche

– Enquêtes personnelles

– Enquêtes pour les assurances

– Détective privé

– La sécurité privée, la recherche de fugitifs ou la justice pénale

– La recherche de personnes disparues

– La vérification des antécédents

– Les services d'enquête ou les enquêtes matrimoniales.

Le détective privé a une mission d'information, de conseil, d'assistance et d'enquête pour le compte de ses clients, particuliers ou entreprises. Le détective privé a pour mission essentielle la recherche d'éléments pouvant être utilisés lors de procès ou de procédures judiciaires. Enquêtes et filatures sont son lot quotidien mais sans sortir du cadre légal. Autrefois spécialisé dans les affaires de mœurs, le détective privé généraliste s'occupe toujours de divorces pour fautes, de problèmes de droit de garde ou de querelles de voisinage ainsi que du recouvrement de créances. Mais le détective consacre désormais la plus grande partie de son temps à repérer les fraudes de toutes sortes, à dévoiler escroqueries à l'assurance ou abus de confiance, à déceler la concurrence déloyale ou à lutter contre l'espionnage industriel. La recherche de personnes disparues est encore d'actualité dans le métier. Banques, compagnies d'assurances, agences de recouvrement et huissiers sont ses principaux clients. Le détective privé exerce en amont des actions de la police ou de la gendarmerie. Il peut être salarié d'une agence ou exercer à titre indépendant ou rechercher une mission ponctuelle auprès d'agences à qui il offre ses services.

Une carte professionnelle est délivrée par la coordination nationale des détectives à ceux qui justifient d'un an d'expérience.

Réglementation d'activités

Loi n° 2003-239 du 18 mars 2003 - J. O. n° 66 du 19 mars 2003, qui réglemente l'accès à la profession des directeurs d'agence par le passage dans une formation inscrite au RNCP.

Le décret n° 2005-1123 du 6 septembre 2005 modifié pris pour application de la loi n° 83-629 du 12 juillet 1983 et le décret n° 2009-214 du 23 février 2009 spécifient que les dirigeants et les salariés d'entreprises exerçant l'activité d'agent de recherches privées doivent justifier de leur qualification et de leur aptitude professionnelle par la détention :

– Soit d'une certification professionnelle enregistrée au répertoire national des certifications professionnelles se rapportant à l'activité de recherches privées ;

– Soit d'un certificat de qualification professionnelle, élaboré par la branche professionnelle de l'activité concernée, agréé par arrêté du ministre de l'Intérieur ;

– Soit d'un titre reconnu par un État membre de l'Union européenne ou par un des États parties à l'accord sur l'espace économique européen, se rapportant à l'activité d'agent de recherches privées.

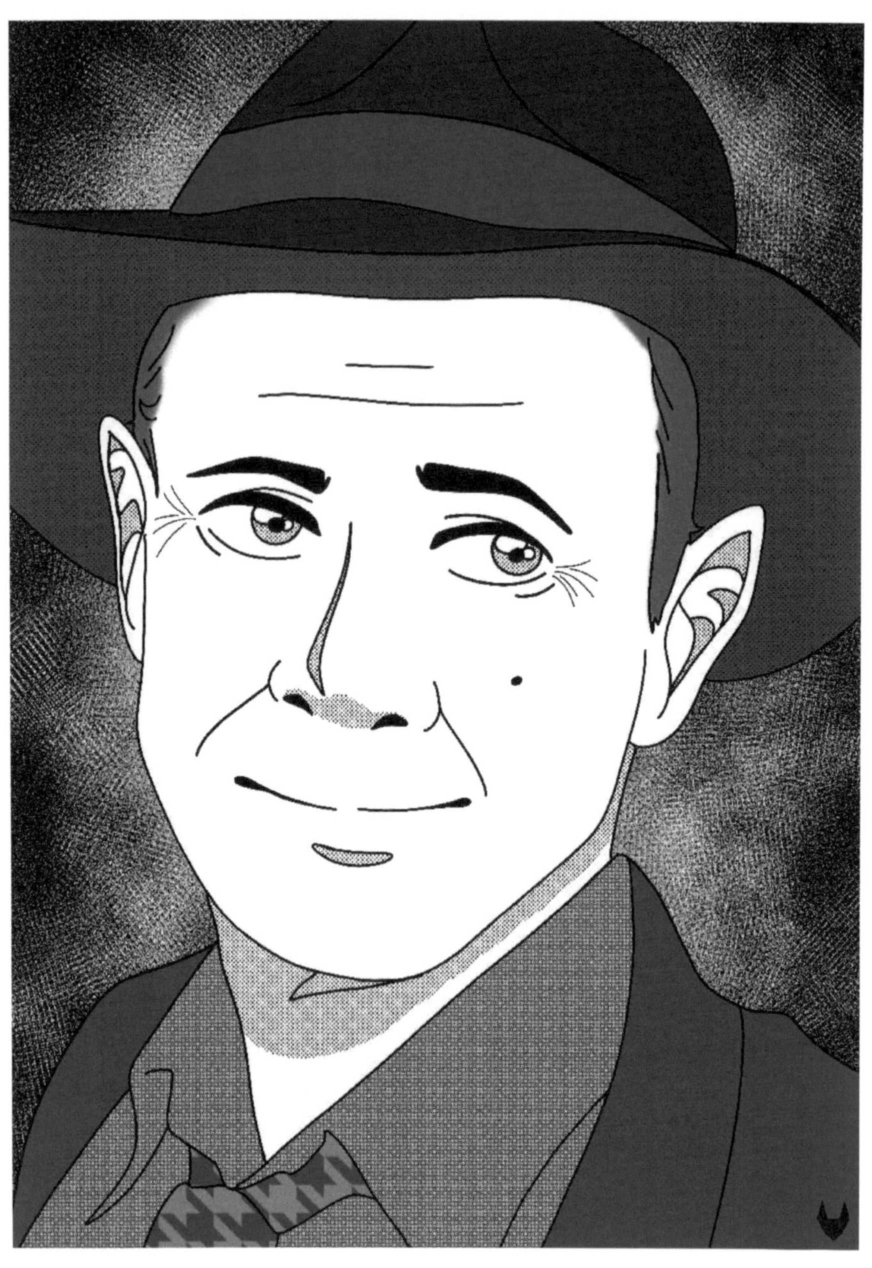

Portrait manga de Nestor Burma, réalisation originale de Victoria Laurent-Rouault,
feutre et palette graphique, copyright « Mademoiselle Yume Chat noir », 2024

CHAPITRE 6

Droits et obligations
Évolutions législatives de la profession

Qui a le droit d'faire ça ?

Le métier de détective privé est une profession réglementée qui nécessite de posséder une licence d'agent de recherches privées, dûment délivrée par les organismes compétents, vous l'avez lu et nous l'avons écrit et répété. Si nous insistons autant sur le fait, c'est que vous vous exposez à de graves sanctions si jamais vous exercez sans ces autorisations. Mais voyons à présent quelques points de détail et quelques cas concrets que nous allons vous exposer ici :

– En aucun cas, le professionnel ne peut enfreindre la loi. Car si le titre de la profession est reconnu et certifié par l'État français, et même si l'agent de recherches peut être mandaté par un tribunal ou par un juge, il convient de préciser avec insistance que l'exercice est rigoureusement encadré par la loi.

– Les détectives se doivent d'opérer dans le respect de la vie privée des personnes sur qui elles font enquêtes et investigations. Recherchez toujours et avant toute intervention, le cadre des lois correspondant au respect de la vie privée et à la notion de propriété privée, entre autres.

– Le non-respect de ces limites expose le professionnel à des sanctions civiles et pénales. De même, les preuves illégalement recueillies par ces agents sont irrecevables pour la justice.

– Un détective privé est soumis comme n'importe quel civil au respect du Code de la route en vigueur, il ne peut « officialiser » son véhicule ou se prévaloir d'une quelconque immunité en cas d'infractions.

– Il ne peut en aucun cas porter une arme. Ou faire usage d'une arme.

– Le privé n'a accès à aucun fichier national (FICOBA, SIV etc.) ni répertoire, et il ne peut obtenir aucune dérogation ni pratiquer des actes permettant de géolocaliser une personne, par exemple, à l'instar de la force publique.

– Confidentialité. Sous réserve des cas prévus ou autorisés par la loi, les acteurs de la sécurité privée respectent une stricte confidentialité des informations, procédures techniques et usages dont ils ont connaissance dans le cadre de leur activité. Ils s'interdisent de faire tout usage de documents ou d'informations à caractère interne dont ils ont eu connaissance, dans l'exercice de leurs fonctions, chez un ancien employeur ou maître de stage, sauf accord préalable de ce dernier.

– Interdiction de se prévaloir de l'autorité publique. Les acteurs de la sécurité privée doivent éviter par leur comportement et leur mode de communication toute confusion avec un service public, notamment un service de police. Est interdite l'utilisation de logotypes ou signes reprenant des caractéristiques et couleurs assimilables à celles identifiant les documents émis par les administrations publiques ainsi que de tout élément pouvant susciter ou entretenir une quelconque confusion avec un service dépositaire de l'autorité publique. Les acteurs de la sécurité privée ne peuvent, dans leur communication vis-à-vis du public, se prévaloir d'un lien passé ou présent avec un service dépositaire de l'autorité publique. À l'égard des tiers, ils ne peuvent faire état de missions ou de délégations des administrations publiques qui ne leur auraient pas été confiées par celles-ci. Ils s'interdisent tout équipement, notamment les avertisseurs sonores et lumineux des véhicules, susceptibles de créer une telle confusion.

– Obligation de conseil. Les entreprises et leurs dirigeants s'obligent à informer et conseiller sérieusement et loyalement le client ou mandant potentiel. Ils s'interdisent de lui proposer une offre de prestation disproportionnée au regard de ses besoins. Ils lui fournissent les explications nécessaires à la compréhension et à l'appréciation des prestations envisagées ou en cours d'exécution.

– Contrat. Les personnes physiques ou morales exerçant des activités de recherches privées veillent à ce que les contrats d'entreprise ou mandats écrits définissent la mission dévolue et le cadre juridique dans lequel elle s'inscrit.

– La demande de renouvellement de la carte professionnelle est présentée, trois mois au moins avant sa date d'expiration, dans les mêmes conditions que celles prévues par la présente sous-section pour une demande de délivrance de la carte à l'exception, pour les ressortissants étrangers, de la production du document prévu au 3° de l'article R. 622-13. Elle comprend également l'attestation du suivi d'un stage de maintien et d'actualisation des compétences dans les conditions fixées à l'article R. 625-8. Lorsque la demande est complète, le Conseil national des activités privées de sécurité en délivre récépissé.
Ce récépissé permet, jusqu'à l'intervention d'une décision expresse, une poursuite régulière de l'activité professionnelle.

– Ils collaboreront souvent avec des responsables locaux de la police ou des agents légaux. Dans le principe de la loi, une enquête menée par un détective doit toujours se dérouler dans le cadre légal.

– Outre les limitations sur la manière dont les informations peuvent être obtenues et d'autres techniques d'enquête, un enquêteur privé ne peut pas harceler ou intimider une personne pour avoir des informations, pénétrer dans une propriété privée, faire usage de corruption, de piratage informatique, ou d'autres moyens trompeurs pour obtenir des informations sur la vie privée d'un individu d'une manière illégale.

– Les agents de recherches ne sont pas autorisés à installer des dispositifs d'écoute, harceler ou faire autre chose qu'un simple citoyen ne peut pas faire, déranger par les téléphones, déborder dans les chambres d'hôtel pour prendre des photos de personnes en flagrant délit. Ils ne peuvent enfreindre la loi pour le compte de leurs clients ou à des fins d'enquête.

– L'intrusion est interdite sous toutes les formes. Un enquêteur privé ne peut pas pénétrer dans une propriété, une maison ou un bâtiment par des moyens illégaux, notamment par effraction.

La loi est dure, mais c'est la loi !
Et autrement dit, « c'est le jeu ma pauvre Lucette » !

c'était le cas avec l'ancien système, le Fichier National des Immatriculations (FNI).

Voici maintenant d'autres exemples de fichiers utilisés par la police nationale et par le renseignement :

– Fichier des personnes recherchées (FPR) : Ce fichier recense les personnes recherchées par la police.

– Fichier national automatisé des empreintes génétiques (FNAEG) : Il contient les empreintes génétiques des personnes mises en cause dans des affaires criminelles.

– Fichier automatisé des empreintes digitales (FAED) : Ce fichier regroupe les empreintes digitales des individus.

– Fichier des auteurs d'infractions sexuelles ou violentes : Il recense les auteurs d'infractions sexuelles ou violentes.

– Fichier des auteurs d'infractions terroristes : Ce fichier concerne les auteurs d'infractions terroristes.

– Fichier des titres électroniques sécurisés (TES) : Il s'agit d'un fichier qui sécurise les titres électroniques.

Pour conclure :

« Le privé a les droits d'un citoyen lambda, mais les devoirs d'un vrai professionnel de l'administration de la preuve. »

C'est une obligation pour lui d'être diplômé, agréé et contrôlé. Évidemment, tous les privés n'ont pas les mêmes moyens comme ils ne sont pas tous logés à la même enseigne. Pour toute profession, nous allons dire que c'est la probité, l'expérience et le talent qui feront la différence. Mais vous qui souhaitez vous engager sur ce chemin et dans la vocation, soyez extrêmement prudent et extrêmement rigoureux dans l'application du code de déontologie du détective privé. Pour information, en 2022, les sanctions données par l'organisme de régulation officiel cumulaient un montant de près de deux millions d'euros, rien que pour les amendes, sans parler des fermetures administratives et des interdictions d'exercices !

En France, exercer le métier d'agent de recherches privées sans la licence appropriée est passible de sanctions pénales.
Selon l'article L621-1 du Code de la sécurité intérieure, toute personne exerçant cette profession sans les qualifications requises peut être condamnée à un an d'emprisonnement et à une amende de 15 000 €. De plus, le tribunal compétent peut prononcer des peines complémentaires telles que l'interdiction d'exercer cette activité pendant une durée maximale d'un an.

Ces sanctions visent à garantir que seules les personnes qualifiées et agréées exercent cette profession, protégeant ainsi les intérêts des clients et le respect de la loi.

Un statut juridique un peu bancal ?

Le détective privé peut intervenir dans bien des domaines, nous l'avons vu, que ce soit dans les affaires privées, dans les affaires familiales ou dans le domaine professionnel et notamment dans les secteurs de l'industrie et des entreprises.

Et si on réfléchit bien au sujet, il n'y a guère de domaines où finalement le détective privé ne peut ou ne pourrait avoir à intervenir.

L'agent de recherche utilise largement le spectre social comme le spectre social l'utilise largement. Si la profession est de plus en plus réglementée et si le chiffre d'affaires global de l'activité au niveau national continue d'augmenter d'année en année, cependant il y a des choses qu'il faut savoir concernant ce métier si peu banal. Cette partie du chapitre a pour but de pointer les manques concernant le statut juridique officiel du détective. Et par conséquent et pour le plaisir d'écrire la phrase : de vous en informer, chères lectrices et chers lecteurs. Vous qui vous rêvez en hercule de la profession, comme le bon vieux Poirot, l'intrépide et irrésistible Magnum, la sexy directrice de l'agence Claire de Lune ou l'incroyable Remington Steel, peu importe, car sachez que dans cette profession, comme dans beaucoup d'autres me direz-vous à juste titre, on ne plaisante ni avec les devoirs et obligations et encore moins avec les interdictions.

Nous avons vu dans les chapitres précédents que le statut juridique du détective privé sur ces deux cents dernières années n'est parti de rien pour en arriver aujourd'hui à une profession qui peut paraître presque un peu trop encadrée par les lois civile et pénale. Et surtout le statut, de l'avis des professionnels du secteur, est pénalisé par tout un spectre « d'interdits », qui frisent l'indécence et en plus qui portent préjudice au travail même de l'enquêteur. Mais nous aurons le temps d'y revenir un peu plus loin dans le chapitre lorsque nous aborderons la recevabilité des preuves ou leur irrecevabilité.

Alors que la plupart des professionnels s'accordent aujourd'hui sur le fait que les avancées législatives, qui pour certaines étaient attendues, se sont effectivement bien déployées, ils ne peuvent cependant que constater les manques et les « trous d'air » qui émaillent ces lois et dictats. Comme ils ne peuvent que cruellement constater que parfois la législation en vigueur est source d'iniquité et qu'elle pose quelques problèmes pratiques évidents. Dans un autre chapitre de ce livre, nous avons développé le catalogue des services que peut proposer un détective privé ou une agence, nous avons aussi insisté sur les différents titres et les différentes fonctions qu'un détective peut exercer sous différents statuts et nous avons même détaillé les formations, comme nous avons indiqué les écoles et les diplômes correspondants reconnus par l'État. Cependant, la sécurité, comprenez par-là les métiers de la sécurité, est trop souvent assimilée à l'enquête privée et aux prérogatives des enquêteurs privés. Voyons maintenant tout ceci un peu plus en détail.

La profession devient grâce à l'entremise de François Vidocq, et nous avons développé précédemment sur le sujet, une force vive sur lesquelles l'État français, et plus particulièrement les politiques, ont dû compter et ont aimé compter. Les intérêts privés s'accordant parfois assez mal avec des fonctions officielles. Nous sommes en 1833 au moment des faits.

Et le premier cabinet de détectives privés appelé « Bureau de renseignements pour le commerce » est créé. Nous sommes alors sous la monarchie de Juillet. Cette période est extrêmement prospère et le commerce international et national comme la finance dans son ensemble, changent de règles. La technologie et les sciences ont fortement progressé et les transports nationaux comme internationaux raccourcissent les distances de façon conséquente. Les banques multiplient les échanges entre nations, et le schéma commercial évolue grandement. Contrairement à l'idée reçue, ce sont ces derniers éléments qui vont motiver la naissance de l'action des détectives et des agences de renseignements, et non le crime, qui lui interviendra beaucoup plus tard dans l'ordre des préoccupations avec l'avènement de la presse à sensation qui sera boulimique de faits divers sanglants et d'affaires louches.

C'est justement en 1900 que la loi du 27 juillet « contraint les agences de renseignements privés à se déclarer en préfecture pour exercer ». Il s'agit là d'une autorisation préfectorale sommaire délivrée sans aucune contrepartie ni plus de vérifications que ça. Le but du jeu pour l'État français et les préfectures concernées était aussi d'établir une cartographie pratique du renseignement comme il était vendu à l'époque. Le rôle du détective privé était alors multiple et je vous renvoie avec plaisir au film *Un long dimanche de fiançailles* où le détective privé qui est censé retrouver le fiancé disparu, Célestin Poux, exerce son métier avec une diligence remarquable qui est tout à fait justement documentée par les cinéastes. Les exemples de ce type ne manquent pas, des *Brigades du tigre* qui poursuivent les braqueurs de garçons de recettes et les anarchistes et qui font appel à de nombreux intervenants qui endossent volontiers le costume de privé, en passant bien évidemment par le plus célèbre des détectives et la saga relative : *Sherlock Holmes*.

Évidemment avec ces exemples nous sommes dans la fiction pure, mais souvent le remarquable travail de documentation des cinéastes et de leurs équipes nous donne un aperçu véritable de ce que pouvait être le métier de détective privé jusqu'aux années folles. C'était un travail de l'ombre, et une profession qui était décrite comme s'encombrant peu des lois.

En 1942, après près d'un siècle d'errance législative, l'État, alors placé sous le Régime de Vichy, pose les premières bases de la réglementation de la profession… avec une certaine dissimulation et un vif regain pour ses propres intérêts, notamment ceux liés à la collaboration avec l'Allemagne nazie. La loi n° 891 du 28 septembre 1942 réglementait l'exercice de la profession de directeur et de gérant d'agences privées de recherches et regroupait deux sortes d'activités : les agences privées de recherches d'une part et les offices de renseignements d'autre part. Ce qui dans le contexte délétère de l'époque, n'était pas du tout la même chose. À noter que l'État de Vichy était déjà très familier de la pratique policière, surtout et encore une fois dans le contexte de l'occupation et de la Seconde Guerre mondiale, et que ce sera les fonctionnaires de cette organisation politique dictatoriale qui mettront en place les différents services de police que nous connaissons aujourd'hui, et d'un point de vue général, ils feront une réalité de l'organisation de la police en brigade et en secteur défini.

En 1977, le détective privé se classe par décret dans les professions libérales. Le gouvernement promulgue deux décrets : le premier instaurant un contrôle de l'autorité administrative sur les cabinets de détectives (décret n° 77-128 du 09 février 1977), le second classant les « Agents privés de Recherches et de Renseignements » dans le groupe des professions libérales (décret n° 77-1419 du 15 décembre 1977).

En 1980, la loi n° 80-1058 du 23 décembre 1980 modifie celle de 1942 et les professionnels du renseignement se voient nommés officiellement « Agents de Recherches privées ». Le Parlement décide aussi du renforcement des conditions d'honorabilité à l'accès de la profession et leur extension à tous les collaborateurs, y compris les enquêteurs salariés.

En 1981, un décret d'application (décret n° 81-1086 du 8 décembre 1981) complète le dispositif.
En 1987, un second texte réglementaire (décret n° 87-593 du 22 juillet 1987) donne, aux Préfets, le pouvoir de fermer un cabinet de détective dès la constatation d'une infraction.

Le 6 juin 2000, le législateur instaure une nouvelle Autorité administrative indépendante, la CNDS « Commission nationale de Déontologie de la Sécurité » (loi n° 2000-494 du 6 juin 2000). Composée de magistrats et de parlementaires, elle a pour objet de veiller au respect de la déontologie professionnelle par les professions de sécurité, dont les détectives privés.

La loi n° 2003-239 du 18 mars 2003, donne une définition précise de la profession de détective privé et consacre le statut d'Agent de Recherches privées comme la profession libérale réglementée consistant « pour une personne, à recueillir, même sans faire état de sa qualité ni révéler l'objet de sa mission, des informations ou renseignements destinés à des tiers, en vue de la défense de leurs intérêts », le détective privé est soumis à deux prérequis pour exercer :

– L'obtention d'un agrément préfectoral ;
– L'obtention d'une qualification professionnelle (diplôme).

En date du 10 juillet 2012, le Code de déontologie des détectives est créé par le décret n° 2012-870.

Le CNAPS, établissement public administratif sous la tutelle du ministère de l'Intérieur, a été créé en 2010 par la loi LOPPSI. L'idée est de remplacer les préfectures qui se chargeaient jusque-là de délivrer les autorisations nécessaires à l'exercice des professions appartenant à la sécurité privée. C'est par cette entité administrative que le Code de déontologie a été créé par décret puis introduit dans le Code de la sécurité intérieure en 2014. Le détective privé est classé dans la sécurité privée et il est directement concerné par cette autorité dotée de prérogatives de la force publique. Sur la base de l'article L632-1 du CSI, le CNAPS a pour mission d'exercer :

– Une mission de police administrative (délivrance des agréments)

– Une mission disciplinaire (suspension ou retrait des agréments)

– Une mission de conseil et d'assistance à la profession

Le 27 octobre 2014, ce Code de déontologie est intégré dans la partie réglementaire du Code de la sécurité intérieure et précise l'activité avec l'article R631-9 relatif à la confidentialité, l'article R631-12 interdisant de se prévaloir de l'autorité publique, l'article R631-20 obligeant un conseil professionnel ou l'article R631-30 *indiquant que le cadre de la mission doit être mentionné avant son exécution*.

Un arrêté du 27 février 2017 relatif à la formation s'ajoute à la liste des obligations existantes en imposant *aux détectives privés de suivre un stage de maintien et d'actualisation des compétences de 35 heures pour obtenir tous les 5 ans le renouvellement de leur carte professionnelle ».* Cette formation est dispensée en 3 modules et coûte près de 2 000 euros.

L'article R622-15 [7] du Code de la sécurité intérieure précise les conditions pour renouveler cette carte professionnelle.

Voilà pour l'essentiel des avancées législatives concernant et encadrant les professions de sécurité et de renseignements.

Le saviez-vous ?

La création de la police nationale

La réorganisation de la police française, est réalisée par la loi du 23 avril 1941 qui crée la police nationale. Elle est alors divisée en trois sections :

- La Sécurité publique pour les corps de police urbains
- La police judiciaire (PJ)
- Les Renseignements généraux (RG).

Les 3 secteurs sont unifiés sous une nouvelle direction générale. En revanche, la police antijuive de l'époque reste indépendante. Et on comprend aisément pourquoi. Ce nouveau régime de la police est étendu à toutes les villes de plus de 10 000 habitants : la police municipale de la IIIe République devient ainsi nationale. À noter à la même époque la création des Groupes mobiles de réserve (GMR, ancêtres des CRS), composés de 20 000 hommes. Des brigades spéciales sont aussi chargées des « affaires juives » et sont présentes dans chaque commissariat. Deux lois additionnelles, le 13 et 20 mai 1941, étendent les pouvoirs de la police, jusqu'à l'intéresser au domaine économique. Sans compter la gendarmerie, la police nationale compte alors plus de 120 000 hommes, et arrête en quelques mois plus de 11 000 personnes pour des motifs politiques.

Les Brigades spéciales (BS) des Renseignements généraux, qui constituent 10 % des effectifs de chaque commissariat, sont spécialisées dans la traque aux « ennemis intérieurs », aux dissidents, prisonniers évadés, main-d'œuvre immigrée et plus tard réfractaires au STO.

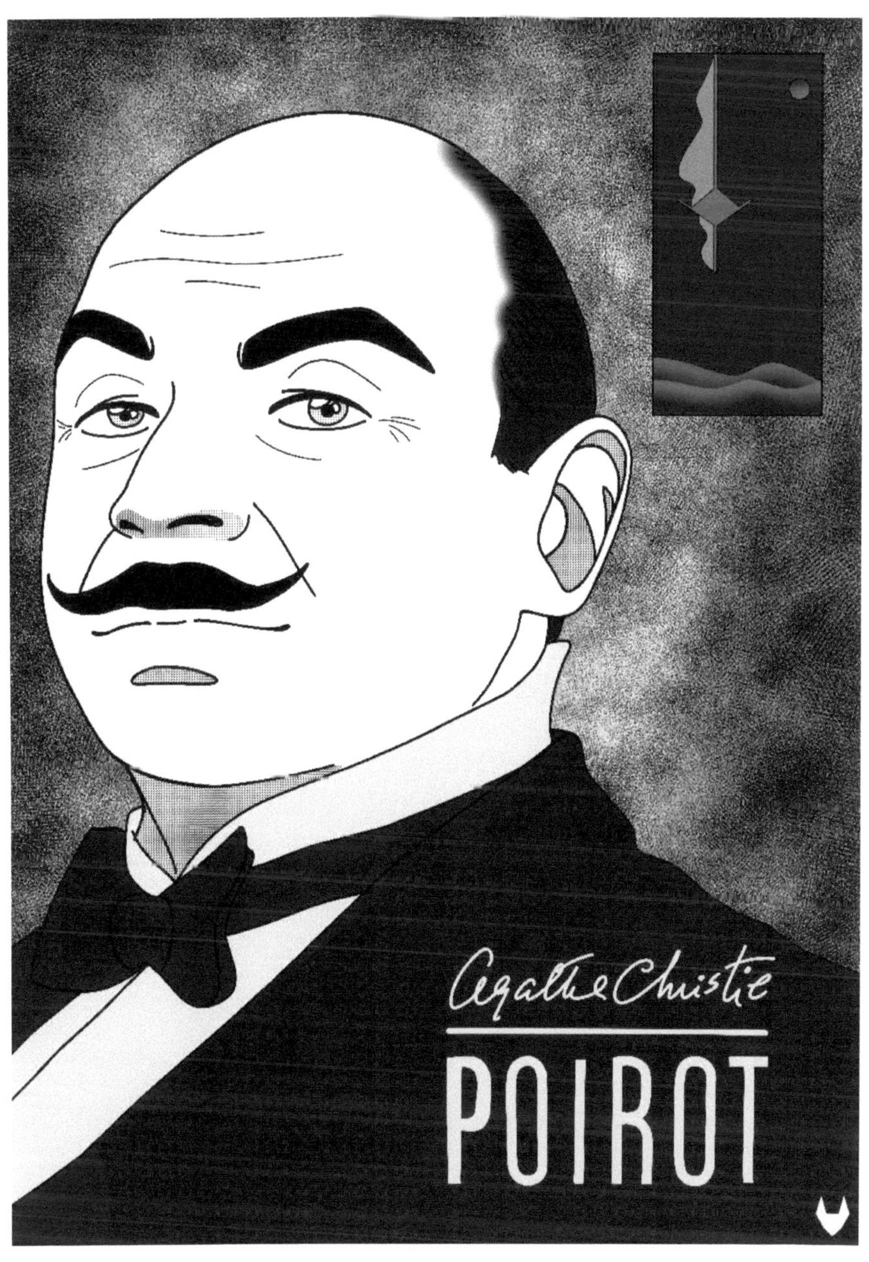

Portrait manga de Poirot, réalisation originale de Victoria Laurent-Rouault, feutre et palette graphique, copyright « Mademoiselle Yume Chat noir », 2024

CHAPITRE 7

Quand faire appel à un détective privé ?

Faire appel à un détective privé : légalité, tarifs et limites

« En tant que particulier ou entreprise, vous êtes libre de faire appel aux services d'un détective privé. Mais il n'est pas dit que vous pourrez utiliser toutes les preuves qu'il pourra recueillir. Si ce dernier peut être amené à collecter des informations privées, la divulgation de ces informations par l'agent peut être considérée comme une atteinte à la vie privée si elle n'est pas faite dans le respect du code de déontologie qui régit la profession. Ce code fixe en effet les conditions d'exercice de la profession et met l'accent sur le principe de confidentialité.

Le détective privé peut partager des informations avec les personnes tenues au secret professionnel dans le cadre d'une procédure judiciaire. Ce principe puise sa source dans les lois du 5 mars 2007. Le détective privé est le seul professionnel que la loi autorise à recueillir des informations sans dévoiler sa mission ou son statut. Cependant, il ne doit pas emprunter l'identité des forces de l'ordre et encore moins enfreindre la loi. »

Faire appel à un détective privé peut être pertinent dans plusieurs situations, tant pour les entreprises que pour les particuliers. Récapitulons ce que nous avons déjà inscrit dans différents catalogues dans les différents chapitres de ce livre pour le cas où vous en viendriez directement à ce chapitre : vous pouvez faire appel à un detective ou à une agence, hors cas particulier :

Pour les entreprises :

– Soupçons de vol ou de fraude : Enquêter sur des disparitions de stocks ou des fraudes internes.

– Espionnage industriel : Vérifier si des informations confidentielles sont divulguées à des concurrents.

– Vérification des antécédents : Contrôler les références d'un employé potentiel ou d'un partenaire commercial.

– Surveillance de la concurrence : Observer les activités d'une entreprise concurrente pour obtenir des informations stratégiques.

Pour les particuliers :

– Divorce pour faute : Recueillir des preuves d'infidélité ou de comportements répréhensibles.

– Recherche de personnes disparues : Trouver des personnes disparues ou perdues de vue.

– Surveillance de la garde d'enfants : Vérifier le respect des conditions de garde décidées par le tribunal.

– Vérification des antécédents : Contrôler les références d'un employé potentiel ou d'un partenaire sentimental.

– La collecte de preuves pour une affaire civile ou pénale.

Il est essentiel de comprendre le rôle et la légalité des détectives privés. Que vous soyez une entreprise ou un particulier, ce guide vous aidera à naviguer dans les eaux sombres de cette profession réglementée. Faire appel à un détective privé est tout à fait légal en France, mais il y a des règles strictes à respecter. La profession est étroitement encadrée par la loi, et un détective privé doit toujours travailler dans le cadre de la légalité. Il est donc essentiel de préciser le cadre juridique avec le cabinet de détectives privés que vous avez engagé. En l'absence de cadre législatif, un rapport d'enquête soumis aux tribunaux compétents sera rejeté.

Les limites légales de la profession de détective privé

(Voir aussi chapitre 6)

Un détective privé doit respecter plusieurs limites légales dans l'exercice de sa profession. Parmi ces limites, on peut citer le respect de la vie privée : un détective privé ne peut pas enfreindre le droit à la vie privée d'une personne. Il ne peut pas entrer dans une propriété privée sans permission ou installer des caméras de surveillance sans consentement. Un détective privé ne peut pas accéder à certaines informations, comme les

antécédents judiciaires d'une personne ou ses données bancaires, qui sont protégés par la loi. Bref, oubliez tout ce que
vous avez appris sur cette activité en allumant votre télévision
sur votre série policière préférée.

Pour qu'une mission soit légale, elle doit répondre à un certain
nombre de critères. Tout d'abord, il doit y avoir un droit légal
d'enquêter. En général, la personne qui fait appel à un détective
privé a été victime d'un préjudice, tel que défini et sanctionné
par la loi, perpétré par un tiers. Le détective privé intervient
alors pour rassembler les preuves qui établissent ce préjudice.

Le coût de prestation d'un détective privé

Les tarifs d'un détective privé peuvent varier en fonction de la
complexité de la mission, et pour le grand public et hors des cas
particuliers, aussi en fonction de la durée de l'enquête et de l'expérience du professionnel. En moyenne, le coût horaire d'un
détective privé en France varie entre 50 et 150 euros. Certains
détectives privés proposent également des tarifs forfaitaires
pour certaines missions. Mais d'expérience et après enquête,
chaque cas est particulier et demande un devis personnalisé. Enfin, n'oubliez pas que le coût de ces services peut varier, il est
donc important de discuter des tarifs avant de commencer une
mission.

Comment bien choisir un détective ?

Pour choisir un détective privé, il est important de vérifier qu'il
est agréé et qu'il a suivi une formation reconnue. En France, la
profession de détective privé est réglementée et un détective
privé doit obtenir un agrément délivré par le Conseil national
des Activités Privées de Sécurité (CNAPS). Et tout professionnel doit vous fournir les preuves de l'authenticité de sa licence
et de ses compétences (voir au chapitre 6 la déontologie du

détective). Faire appel à un détective privé peut être une solution efficace pour résoudre certaines situations complexes, particulières ou confidentielles. Cependant, il est essentiel de connaître les limites légales de cette profession et de s'assurer que le professionnel que vous engagez respecte ces limites. Les lois sont complexes et les cas de « complicités » encombrent les répertoires de jurisprudences.

Où trouver un détective privé et comment le contacter ?

Plusieurs sites internet sont spécialisés dans l'activité. Et c'est le plus simple. Il existe aussi des annuaires professionnels dédiés où sont répertoriés les professionnels de l'activité que vous pourriez éventuellement contacter pour tout problème ou tout litige que vous souhaiteriez régler ou résoudre. Dernièrement, le CNAPS qui est l'organisme légal de référence de la profession a publié une liste de 1 200 professionnels sur son site. Mais il est vrai que cette activité demande discrétion et prudence et donc il est évident que les détectives ne sont pas toujours faciles à localiser dans votre région.

La recevabilité de la preuve récoltée devant un tribunal ?

Voyons ce qu'en disent les experts : « *La preuve apportée par un détective privé est valable devant un tribunal, lorsqu'elle a été obtenue dans le respect de la vie privée et conformément au principe de confidentialité. De fait, le détective privé n'a pas le droit de divulguer une information relavant du respect de la vie privée à un tiers. En conséquence, si le juge considère que l'atteinte à la vie privée n'est pas proportionnée au but poursuivi, la preuve apportée par l'agent privé est écartée des débats.*

C'est pourquoi le détective privé n'a pas le droit de pénétrer dans une propriété, un bâtiment ou un logement par des manœuvres illégales. L'intrusion est interdite sous toutes les formes.

De même, il lui est interdit de prendre des photos des personnes dans un lieu privé. Celles-ci ne seront recevables devant un tribunal que si elles ont été prises dans un lieu public. Par ailleurs, il ne peut obtenir des informations et des preuves par la force, la violence ou l'intimidation. Le non-respect de la vie privée des personnes expose le détective privé à des sanctions civiles, notamment des versements de dommages et intérêts tels que le préconise l'article 9 du Code civil.

Le Code pénal prévoit aussi en son article 226-1 des sanctions pour atteinte à la vie privée d'autrui. À noter toutefois que les personnes morales ne peuvent se prévaloir d'un non-respect de la vie privée. Les "détectives privés" sont des agents engagés par des particuliers ou des professionnels pour faire une investigation, une enquête privée ou rechercher des informations à l'aide d'une documentation, de l'Internet ou d'autres sources d'information. En pratique, ils interviennent pour recueillir des informations, pour obtenir la preuve d'un fait, ou pour aider à faire apparaître la vérité. Le métier d'un détective privé est une profession réglementée. Les enquêteurs privés sont indépendants, ce qui est une garantie d'objectivité pour ceux qui utilisent leurs services. Il est très peu probable qu'ils soient mis sous pression (politiques, administratifs, hiérarchiques ou autres). Compte tenu de leurs responsabilités, ces enquêteurs privés doivent s'acquitter de certaines fonctions morales comme l'honnêteté et un comportement d'un professionnel de la loi et ne doivent pas avoir un casier judiciaire incompatible avec l'exercice de leurs fonctions.

Déclarés et approuvés par le CNAPS, qui est une institution administrative publique sous la direction du ministère de l'Intérieur, les détectives privés sont soumis au contrôle de cette autorité. Depuis 2003, la poursuite de la profession est soumise à la délivrance d'une accréditation professionnelle par l'intermédiaire du CNAPS. En fonction depuis le 1er janvier 2012, cet organe, qui supervise et réglemente certaines professions de sécurité privées, est doté de missions de police administrative. Une certification *professionnelle qui ne peut être à la disposition des enquêteurs privés à condition d'avoir obtenu une qualification professionnelle. »*

Voilà, voilà… L'intégralité de ce texte est disponible sur le Web, sur différents sites et vous le retrouverez référencé dans les sources en fin d'ouvrage.

Les rapports entre policiers et enquêteur privés

Les rapports entre policiers et enquêteurs privés peuvent être complexes et variés. Voici quelques points clés :

– Collaboration : Les policiers et les enquêteurs privés peuvent collaborer sur des affaires, surtout lorsqu'il s'agit de fournir des preuves supplémentaires ou de compléter une enquête. Les rapports d'enquête établis par les détectives privés peuvent être recevables devant la justice.

– Rôles distincts : Les policiers sont des agents de l'État et ont des pouvoirs spécifiques, tandis que les enquêteurs privés travaillent pour des clients privés et doivent respecter des règles strictes concernant la vie privée et les moyens d'investigation.

– Juridiction : Les enquêteurs privés opèrent principalement dans le cadre des procédures civiles et commerciales, tandis que les policiers interviennent dans le cadre des infractions pénales.

– Statut légal : Les détectives privés ont un statut juridique spécifique et doivent être agréés pour exercer leur métier. Leur rôle est souvent de conseiller et d'étudier des affaires pour les clarifier avant de les porter devant les tribunaux.

Ces relations sont encadrées par des lois et des règlements pour garantir que les enquêtes soient menées de manière légale et éthique.

Le saviez-vous ?

Un enquêteur de droit privé est une personne ayant un statut de droit privé (ce qui exclut les fonctionnaires et les militaires tels que police, gendarmerie, les agents d'enquêtes municipaux qui appartiennent à la fonction publique territoriale, etc.) et qui procède à des investigations.

La définition d'enquêteur de droit privé est donc très large et peut regrouper diverses activités et professions privées, administratives, sociales et judiciaires telles que :

– Le commissaire-enquêteur (qui exerce une profession libérale, et qui est désigné soit par les préfets, soit par les juridictions administratives pour effectuer des enquêtes publiques)

– L'enquêteur de personnalité (qui est également une profession libérale, il est commis selon le cas par un juge, ou le procureur pour effectuer des investigations sur la « personnalité » d'un prévenu dans le cadre du code de procédure pénale)

– L'enquêteur social : également profession libérale, il intervient à la demande du juge civil pour effectuer une enquête sociale sur une famille, un enfant (notamment, par exemple, dans le cadre des procédures de divorce)

– Détectives privés, enquêteurs privés, enquêteurs d'assurances

– Le professionnel qualifié (souvent des avocats) désigné par le juge aux affaires familiales pour enquêter sur le patrimoine et les comptes bancaires d'un couple en instance de divorce, etc.

– Les agents d'enquêtes des organismes de Sécurité sociale sont, également, des enquêteurs de droit privé, salariés des caisses concernées et assermentés. Les caisses de Sécurité sociale sont des organismes privés, chargés d'une mission de service public, leurs enquêteurs sont donc des enquêteurs de droit privé.

Les relations entre avocats et détectives

Les relations entre avocats et détectives privés sont souvent stratégiques et complémentaires.

– Complémentarité des compétences : Les avocats apportent leur expertise juridique, tandis que les détectives privés fournissent des compétences en enquête et en collecte de preuves. Ensemble, ils peuvent renforcer les arguments juridiques et obtenir des informations cruciales.

– Affaires complexes : Dans les affaires complexes, comme les divorces litigieux, les conflits commerciaux ou les affaires de succession, la collaboration entre avocat et détective privé est souvent indispensable.

– Rapports d'enquête : Les détectives privés rédigent des rapports détaillés de leurs enquêtes, qui peuvent être utilisés comme preuves devant les tribunaux.

– Respect des lois : Les deux parties doivent respecter des codes de déontologie stricts pour garantir que les enquêtes soient menées de manière légale et éthique.

– Confidentialité : La confidentialité est primordiale dans cette collaboration. Les détectives privés doivent travailler discrètement et respecter la vie privée des personnes concernées.

Cette alliance permet d'optimiser les chances de succès dans les affaires juridiques en combinant l'expertise juridique et les compétences de terrain.

Le régime de la preuve

Citons un extrait du texte de monsieur Hecquet, directeur d'enquêtes privées à Lille, que nous trouvons particulièrement pertinent :

« En matière pénale, c'est au juge qu'il appartient de rechercher les preuves. On parle de "procédure inquisitoire". Ces preuves sont apportées notamment via les investigations menées par les services de Police ou de Gendarmerie. Concernant la charge de la preuve, dans un procès civil, ce sont les parties qui doivent collecter les preuves et non le juge, conformément à l'article 9 du Code de procédure civile. On parle alors de "procédure

accusatoire". Même si le détective privé peut intervenir en matière pénale, son action est en revanche indispensable pour recueillir les preuves nécessaires lors d'une procédure civile. L'avocat et le détective privé collaborent dès le début de l'affaire afin de déterminer les besoins en termes d'investigation. Ensemble, ils évaluent les informations requises pour la défense du client et établissent une stratégie pour les obtenir. Cette approche collaborative permet de maximiser l'efficacité de l'enquête et de garantir que toutes les preuves nécessaires sont recueillies et légalement exploitables. Une fois que le détective privé a rassemblé les preuves, il travaille en étroite collaboration avec l'avocat pour les analyser et les interpréter correctement. Cette étape est cruciale pour la préparation du dossier. L'avocat peut utiliser ces preuves pour renforcer les arguments de sa plaidoirie et construire une défense solide pour son client. »

Le réseau international des détectives privés

Le réseau international des détectives privés est vaste et bien organisé.

– World Association of Detectives (WAD) : Cette organisation regroupe plus de 1 000 détectives privés à travers le monde. Elle vise à améliorer les compétences des détectives et à faciliter les enquêtes internationales.

– International Federation of Private Detectives (IKD) : L'IKD est un réseau européen qui compte plus de 2 500 membres. Il permet aux détectives privés de partager leurs connaissances et de collaborer sur des affaires internationales.

– Syndicat national des Agents de Recherches Privées (SNARP) : En France, le SNARP représente environ 200 agences de détectives privés. Il défend les intérêts des agents de recherches privées et assure la promotion de la profession.

Ces réseaux permettent aux détectives privés de collaborer, d'échanger des informations et de renforcer leurs compétences à l'échelle internationale. Un réseau international de détectives privés offre plusieurs avantages :

– Collaboration transfrontalière : Les détectives peuvent s'entraider pour des enquêtes impliquant plusieurs pays.

– Échanges d'expertise : Les membres partagent leurs connaissances et techniques, enrichissant ainsi leur savoir-faire.

– Accès aux ressources locales : Ils bénéficient de contacts locaux pour obtenir des informations ou des ressources spécifiques.

– Normes et pratiques : Des normes élevées et des pratiques éthiques sont maintenues grâce à des affiliations avec des organisations reconnues.

– Visibilité et crédibilité : Appartenir à un réseau international renforce la crédibilité et la visibilité des détectives privés.

Ces avantages permettent d'améliorer l'efficacité des enquêtes et de fournir un service de meilleure qualité aux clients, tant sur le plan national qu'international.

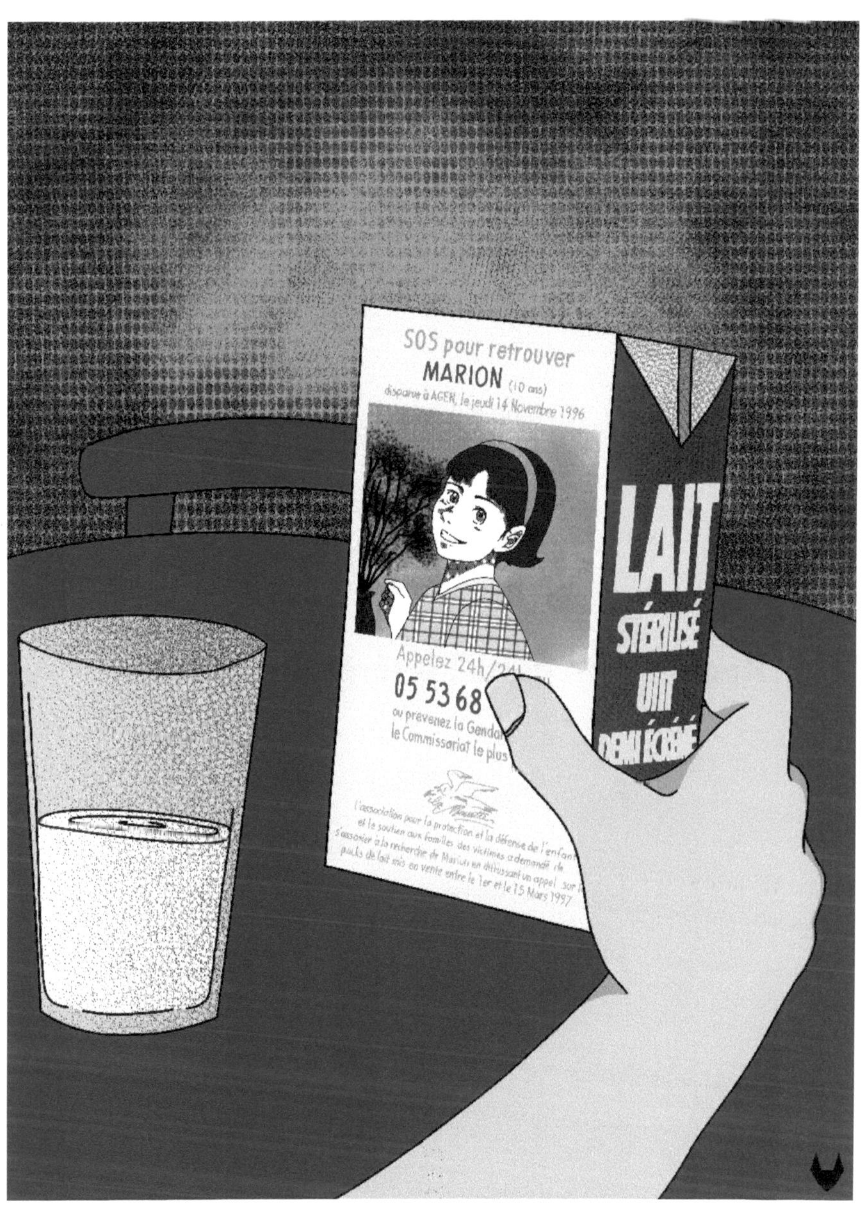

Dessin sur RIF, réalisation originale de Victoria Laurent-Rouault, feutre et palette graphique, copyright « Mademoiselle Yume Chat noir », 2024

CHAPITRE 8

Recherches dans l'intérêt des familles

Disparitions et cas spécifique
de disparitions de personnes

Les disparitions de personnes peuvent être classées en plusieurs catégories, chacune avec ses propres caractéristiques et défis. Voici quelques cas spécifiques de disparitions :

– **Disparitions volontaires** : Les personnes qui disparaissent de leur propre volonté, souvent pour échapper à des problèmes personnels ou financiers.

– **Disparitions accidentelles** : Les personnes qui disparaissent sans intention préalable, souvent à la suite d'accidents ou de catastrophes naturelles.

– **Enlèvements** : Les personnes qui sont enlevées par des tiers, souvent pour des raisons de rançon, de vengeance ou d'autres motifs criminels.

– **Disparitions liées à des crimes** : Les personnes qui disparaissent à la suite de crimes tels que le meurtre ou la séquestration.

– **Disparitions de personnes vulnérables** : Les personnes âgées atteintes de maladies comme la démence, les enfants fugueurs, ou les personnes souffrant de troubles psychiatriques.

« *En France, environ 18 000 disparitions inquiétantes de majeurs sont enregistrées chaque année, dont environ 60 % concernent des personnes vulnérables c'est-à-dire des personnes psychologiquement instables ou atteintes de maladies de type Alzheimer, comme des personnes suicidaires. Les autorités et les organisations comme l'ARPD (Assistance et recherche de personnes disparues) jouent un rôle crucial dans la recherche et le soutien aux familles des disparus. Les autres disparitions (40 %) concernent des disparitions volontaires ou accidentelles ou des affaires criminelles (enlèvement, séquestration, homicide, dissimulation de cadavre) estime l'ARDP. Parmi toutes ces disparitions on estime annuellement à 1 000 celles qui ne seront jamais résolues. Ce sont donc plus de 1000 personnes qui disparaissent définitivement en France chaque année… » Le Progrès.*

Ce qu'il faut savoir :

– Contrairement aux mineurs, pour les majeurs, seules des absences jugées « inquiétantes », sur la base d'éléments convaincants, seront ajoutées au fichier des personnes recherchées (FPR) et feront l'objet de recherches policières.

– En France, une personne majeure est libre d'aller et venir comme elle l'entend, sans en informer ses proches. Disparaître n'est pas une infraction pénale.

– Aux cas enregistrés dans le fichier des personnes recherchées, s'ajouteraient les disparitions de majeurs non inscrites au fichier. Des situations qui faisaient l'objet d'une « Recherche dans l'intérêt des familles (RIF) » pour environ 4 à 5 000 cas par an, avant que ce dispositif ne soit abrogé en 2013. S'ajouterait aussi au nombre celui des disparus pour lesquels l'enquête a été clôturée sans avoir abouti, et qui sortent des statistiques dans les mois qui suivent.

– 1 000 personnes disparaîtraient définitivement chaque année.

ARDP

Un tiers des membres de l'ARDP sont des policiers, gendarmes, détectives, magistrats en activité ou retraités, un autre tiers sont des proches de personnes disparues, et le dernier tiers sont des membres de la société civile. Conseil juridique, psychologique… Ils accompagnent les familles de disparus et, pour celles qui le souhaitent, entament ce qui s'apparente parfois à une contre-enquête, épluchent le dossier à la recherche de pistes nouvelles ou inexploitées.

Certaines de ces personnes disparues sont peut-être parmi les quelques 1 000 corps non identifiés qui sont retrouvés chaque année. Et c'est là l'un des principaux combats de l'ARPD et l'une de ses 33 propositions aux pouvoirs publics : la création d'un organisme interministériel chargé des disparitions de personnes et d'un fichier unique des disparitions (inquiétantes ou pas) et des enterrés sous X.

Les démarches, l'investigation et les résultats dans la disparition des personnes dans les enquêtes privées

Les démarches pour rechercher une personne disparue dans une enquête privée impliquent plusieurs étapes clés :

– Signalement de la disparition : La première étape consiste à signaler la disparition aux autorités compétentes, telles que la police ou la gendarmerie. Si la disparition est jugée inquiétante, une enquête officielle est ouverte.

– Engagement d'un détective privé : Si les autorités ne peuvent pas ou ne veulent pas mener l'enquête, les proches de la personne disparue peuvent engager un détective privé. Le détective privé recueille des informations, interroge des témoins et utilise des outils de surveillance pour retrouver la personne disparue.

– Collecte de preuves : Le détective privé collecte des preuves et des indices qui pourraient aider à retrouver la personne disparue. Cela peut inclure des relevés téléphoniques, des relevés bancaires, des images de surveillance, etc.

– Collaboration avec les autorités : Le détective privé peut collaborer avec les autorités pour partager des informations et des preuves. Cette collaboration est essentielle pour maximiser les chances de retrouver la personne disparue.

Résultats

Dans certains cas, la personne disparue est retrouvée saine et sauve. Cela peut se produire grâce aux efforts combinés des autorités et du détective privé. Parfois, les enquêtes révèlent ce qui est arrivé à la personne disparue, même si elle n'est pas retrouvée vivante. Les détectives privés offrent un soutien émotionnel et des conseils aux familles des personnes disparues, les aidant à naviguer dans le processus juridique et administratif. Les enquêtes privées peuvent être cruciales pour retrouver des personnes disparues, surtout lorsque les autorités ne peuvent pas intervenir immédiatement.

L'enquête ouverte peut être administrative. Elle relèvera des policiers et gendarmes. Ils peuvent avoir accès aux fichiers nominatifs des organismes privés et publics pour localiser la personne. Par exemple, ils peuvent consulter ses factures de téléphone ou ses relevés de carte bancaire. Ils peuvent également auditionner des témoins. Cette enquête vise juste à retrouver la personne et non à rechercher une infraction.

Après un an de recherches, si la personne n'est toujours pas retrouvée ou s'il n'y a aucune preuve de son décès, un certificat de vaines recherches peut vous être délivré. Ce certificat a une valeur légale et prouve que la personne est bien portée disparue. Il peut servir en cas de succession par exemple. La délivrance du certificat n'empêche pas l'enquête de continuer pour retrouver la personne. Dans les cas les plus graves, une enquête judiciaire peut être ouverte. Notamment en cas de soupçon d'infraction (séquestration, enlèvement, embrigadement sectaire…). L'enquête sera sous la responsabilité d'un magistrat (procureur ou juge d'instruction). La famille pourra déposer plainte et se porter partie civile. L'enquête judiciaire peut être ouverte suite à une enquête administrative si des éléments découverts laissent penser qu'une infraction a été commise.

– Sans signe montrant que la personne disparue est en danger, une enquête officielle sera impossible. Vous devez retrouver la personne par vos propres moyens. Vous pouvez notamment vous aider des réseaux sociaux. La procédure de recherche dans l'intérêt des familles n'existe plus.

– Si la personne majeure est retrouvée, elle est libre de ne plus communiquer avec ses proches. Si vous avez retrouvé par vous-même la personne en vie et qu'une enquête a été ouverte, vous devez prévenir, en cas d'enquête administrative, la police ou la gendarmerie. L'enquête administrative sera alors close, ou, en cas d'enquête judiciaire, la justice (procureur ou juge d'instruction). L'enquête pourra se poursuivre sur les raisons de la disparition.

Reprises d'enquêtes classées

Lorsqu'une enquête est classée sans suite par les autorités, un détective privé peut intervenir pour reprendre l'enquête. Voici comment cela fonctionne généralement :

– La personne ou l'avocat engage un détective privé pour reprendre l'enquête. Le détective privé signe alors un contrat définissant les objectifs et les modalités de l'enquête.

– Le détective privé commence par analyser les dossiers et les éléments de preuve collectés par les autorités. Il identifie les lacunes et les pistes non explorées.

– Le détective privé peut utiliser des méthodes d'investigation différentes de celles des autorités. Il peut interroger de nouveaux témoins, utiliser des technologies de surveillance avancées, ou accéder à des bases de données spécifiques.

– Bien que le détective privé soit indépendant, il peut collaborer avec les autorités pour partager des informations et des preuves. Cette collaboration est cruciale pour maximiser les chances de succès.

– Une fois l'enquête terminée, le détective privé rédige un rapport détaillé contenant ses conclusions et les preuves recueillies. Ce rapport peut être utilisé par l'avocat pour relancer l'affaire devant les tribunaux.

Cette approche permet de donner une seconde chance aux affaires classées sans suite et peut souvent conduire à des résultats positifs.

Le domaine pénal est l'attribut régalien de l'État. Cependant, un détective privé peut intervenir au pénal et collecter des éléments de preuve utiles à la défense des intérêts, en amont ou en aval de la procédure. Le détective privé ne pouvant pas investiguer simultanément avec une enquête ou une instruction judiciaire. Près de 80 % des plaintes pénales sont classées sans suite. Dès lors, faire appel à un détective privé peut constituer un atout décisif. Il recueillera des éléments de preuve destinés à soutenir une plainte.

Le recours à un enquêteur privé
pour une contre-enquête pénale

Il est possible qu'une personne soit condamnée ou disculpée à tort à la suite d'un procès pénal. Le détective privé permet alors de recueillir des éléments de preuve utiles à la révision d'une procédure de justice (article 662 du Code de Procédure Pénale).

Les situations à risques

Les détectives privés peuvent être confrontés à plusieurs situations à risques dans l'exercice de leur métier. Voici quelques exemples :

— Risques physiques : Les détectives privés peuvent être exposés à des situations dangereuses lorsqu'ils suivent des personnes ou enquêtent sur des crimes violents.

— Risques juridiques : Ils doivent respecter les lois et les réglementations en vigueur, comme l'interdiction d'intrusion dans des propriétés privées ou d'usurper l'identité des forces de l'ordre.

— Risques de confidentialité : Les détectives privés doivent protéger les informations sensibles qu'ils recueillent et éviter toute fuite de données.

— Risques de confrontation : Ils peuvent être amenés à interagir avec des personnes hostiles ou violentes, ce qui peut entraîner des conflits ou des agressions.

— Risques de dépendance : Les détectives privés peuvent être manipulés ou influencés par leurs clients, ce qui peut compromettre l'objectivité de leur enquête.

Ces risques nécessitent une grande prudence et une formation adéquate pour assurer la sécurité et l'efficacité des enquêtes.

Les arnaques : les faux détectives et les fausses preuves. Auprès de qui avoir recours quand on s'est fait avoir par un faux enquêteur privé ?

Si vous avez été victime d'une arnaque par un faux détective privé, voici les démarches à suivre : il faut déposer une plainte auprès de la police ou de la gendarmerie. Si l'arnaque a eu lieu en ligne, vous pouvez également utiliser le téléservice THESEE pour porter plainte en ligne. Si vous avez effectué des transactions bancaires, informez immédiatement votre banque pour signaler la fraude et éventuellement faire opposition sur votre carte. Engager un avocat spécialisé en escroqueries peut vous aider à évaluer votre situation, rassembler les preuves nécessaires et vous représenter devant les tribunaux si nécessaire. Vous pouvez signaler l'arnaque sur des sites dédiés comme <u>service-public.fr</u> ou <u>internet-signalement.gouv.fr</u>.

Dans certains cas, il peut être possible de résoudre le conflit à l'amiable avec l'aide d'un médiateur. Ces démarches vous aideront à protéger vos droits et à maximiser vos chances de récupérer des fonds perdus.

Récépissé : Vous recevrez un récépissé du dépôt de plainte dans votre espace personnel sur le site.

Cette plateforme facilite le processus de dénonciation des escroqueries en ligne et permet de centraliser et d'analyser les plaintes pour mieux lutter contre ces infractions.

Si vous avez été victime d'une arnaque, je vous encourage vivement à utiliser ce service pour signaler l'infraction et obtenir de l'aide rapidement.

Sur l'espionnage industriel et commercial

Définition : l'espionnage industriel, ou espionnage économique est une pratique illégale visant à obtenir des secrets industriels ou commerciaux. L'espionnage industriel consiste à obtenir des informations confidentielles sans l'autorisation du propriétaire. Cela peut inclure des méthodes telles que le piratage informatique, la corruption, le vol, et la surveillance électronique. Les impacts sont nombreux et ont un véritable coût économique. Selon une étude de McAfec, l'espionnage industriel pourrait coûter jusqu'à 600 milliards de dollars par an à l'économie mondiale. Il crée un déséquilibre dans les relations commerciales entre les entreprises, favorisant une concurrence déloyale.

Voici maintenant deux exemples notables qui ont fait la une des journaux et des médias dans leur ensemble : Renault-Nissan : En 2011, trois cadres supérieurs ont été accusés d'avoir vendu des secrets industriels. Alstom – General Electric : En 2014, des soupçons d'espionnage industriel ont conduit à une enquête sur des pratiques controversées.

À travers ces cas, on mesure l'ampleur que peut prendre l'espionnage industriel en France. L'espionnage industriel a toujours été un sujet d'actualité concernant la protection des secrets commerciaux, la sécurité nationale et la concurrence économique. L'espionnage industriel est également un facteur de déséquilibre dans les relations commerciales entre les entreprises, favorisant par sa pratique une concurrence déloyale. Cela peut entraver le développement économique et freiner l'innovation d'un secteur donné, voire celui d'une nation.

En France, le Code pénal prévoit des sanctions sévères pour ceux qui se rendent coupables d'espionnage industriel. Les entreprises peuvent s'en prémunir grâce à des accords de confidentialité ou des clauses de non-concurrence. L'intelligence économique, qui englobe le recueil légal d'informations sur ses concurrents, doit être pratiquée avec rigueur pour ne pas franchir la ligne rouge de l'espionnage industriel. Dans ce contexte de globalisation mondiale des activités, la bataille pour l'accès aux informations devient de plus en plus intense, conduisant à une forme d'hypercompétition. Les entreprises disposent de moyens pour se protéger, que ce soit par le biais du droit pénal ou par la mise en place de mesures de sécurité informatique. Enfin, on ne saurait trop insister sur l'enjeu économique global que représente l'espionnage industriel, qui doit inciter à développer une intelligence économique respectueuse des règles.

Espionnage numérique

Le taux d'espionnage augmente d'importance depuis des années, puisque les données numériques ont augmenté de façon exponentielle depuis ces dernières années, y compris les données domestiques et personnelles. La maîtrise de ce flux de données constante est un enjeu de sécurité tant pour les gouvernements (données stratégiques) que pour les populations (données personnelles). Les cybercriminels sont désormais bien installés.

Plusieurs agences de renseignements étatiques utilisent l'espionnage numérique. Au printemps 2021, le gouvernement américain a accusé la Chine et la Russie d'avoir ordonné des attaques informatiques contre leurs infrastructures ou des entreprises jugées critiques pour le fonctionnement de l'économie américaine. Les deux pays nient toute implication, bien évidemment, mais les faits sont là.

Comment prouver un espionnage en entreprise ?

Prouver un espionnage industriel est compliqué. D'une manière générale, enquêter soi-même est contre-productif et parfois dangereux. Pour prouver l'acte délictueux, le mieux reste de faire appel à un détective privé agréé qui saura employer avec justesse les moyens légaux à votre disposition.

Quelles réponses juridiques
face à l'espionnage industriel ?

Sachez qu'en France, la loi ne punit pas l'espionnage industriel. Aussi étrange que cela puisse paraître, les législateurs ont préféré réprimer les moyens illicites visant à détourner les informations que le vol d'informations en lui-même. Ainsi, pour obtenir les secrets de leurs concurrents, les entreprises sont sanctionnées en cas de :

– Soustraction et détournement de documents confidentiels et en vertu du Code pénal, art. 311-1 sur les délits de vol et du Code pénal, art. 314-1 et 314-12 sur les abus de confiance.

– Corruption d'employés en vertu du Code pénal, art. 445-2.

Il est également commun pour les entreprises versant dans l'espionnage industriel d'embaucher des ex-employés de leurs concurrents afin d'obtenir les informations désirées. Ce procédé relève de la concurrence déloyale. Encore une fois, le législateur ne sanctionne pas l'obtention d'informations confidentielles, mais les moyens par lesquels elles ont été obtenues. Si vous êtes victime d'un acte d'espionnage en entreprise, vous avez la possibilité d'intenter une action en responsabilité civile ou une action en responsabilité délictuelle. Si vous êtes confronté à ce problème, sachez que pour toutes ces professions la divulgation d'une information confidentielle est interdite et sévèrement punie. Selon le Code pénal, art. 226-13, un tel délit peut être sanctionné par une peine d'un an de prison et 15 000 euros d'amende.

Bibliographie de Dominique Large

Détective privé : mode d'emploi. En collaboration rédactionnelle avec Yoann Laurent-Rouault. Livre d'entreprise. Illustrations : Victoria Laurent. Collection Les Indispensables, JDH Éditions. Novembre 2024.

Polare Paris, le sérum anti-âge miracle. En collaboration rédactionnelle avec Yoann Laurent-Rouault. Biographie d'entreprise avec 17 illustrations. JDH Éditions. Juillet 2023.

Entreprendre après 60 ans. Biographie de Dominique Large. En collaboration rédactionnelle avec Yoann Laurent-Rouault. JDH Éditions. Août 2023.

Bibliographie de Yoann Laurent-Rouault

Dossiers documentaires, analyses historiques, analyses littéraires, livres illustrés, préfaces et notices de Y. Laurent-Rouault pour les éditions Memoria Books, Lafont Presse Éditions ou JDH Éditions

Mémoires olympiques. Pierre de Coubertin. Préface, dossier documentaire et 21 illustrations originales. Memoria Books. Mai 2023

La chèvre de monsieur Seguin. Alphonse Daudet. Dossier documentaire et 16 illustrations originales en collaboration avec Paola Cousiño de Banuelos Quinones y Leon. Préface de la journaliste et auteure économiste Simone Wapler. Memoria Books. Mai 2023

Gatsby le Magnifique. F. Scott Fitzgerald. VF. 45 illustrations originales, préface et notices. Memoria Books. Juillet 2023

Psychologie des foules. Gustave Le Bon. Préface, dossier documentaire et 46 illustrations originales primées. Memoria Books. Mars 2023

Le capital. Tome 1. Karl Marx. Dossier documentaire, synthèse économique et 45 illustrations originales sur l'histoire du marxisme à travers le monde de 1897 à 1940. Memoria Books. Février 2023

Le capital. Tome 2. Karl Marx. 44 illustrations originales sur l'histoire du marxisme à travers le monde de 1940 à nos jours, notice et dossier. Memoria Books. Février 2023

1984. George Orwell. VF. 35 illustrations originales. Memoria Books. Avril 2022

1984. George Orwell. VO. 35 illustrations originales. Memoria Books. Juillet 2022

The Time Machine. H. G. Wells. VO. 15 illustrations originales. Memoria Books. Juin 2022

La machine à explorer le temps. H. G. Wells. VF. 17 illustrations originales. Memoria Books. Juin 2022

Reminiscences of a Stock Operator. Edwin Lefèvre. VO. 25 illustrations originales, Memoria books. Avril 2022

Mémoires d'un spéculateur. Edwin Lefèvre. VF. 25 illustrations originales, Memoria Books. Février 2022

24 Contes illustrés pour attendre Noël. 30 illustrations originales. Memoria Books. Octobre 2022

Le livre des esprits. Allan Kardec. 25 illustrations originales. Memoria Books. Mai 2022

Propos d'O. L. Barenton, confiseur. Auguste Detoeuf. 38 illustrations originales. Memoria Books. Avril 2023

La France antisémite. Grand dossier documentaire, analyse historique, 38 illustrations originales. Memoria Books. Octobre 2023

La France des Révolutions. Le grand livre des constitutions. Grand dossier documentaire, analyse historique et 30 illustrations originales en collaboration avec Victoria Laurent-Rouault. Memoria Books. À paraître (2nd semestre 2024)

Le grand livre illustré des cycles économiques. Thomas Andrieu. 30 illustrations originales. Memoria Books. Mai 2024

1984 Le collector, d'après George Orwell. 55 illustrations originales commentées, notices et résumé du roman original. JDH Éditions. Novembre 2022

La belle équipe du football français, 50 ans de légendes de Platini à Mbappé, collection Sporting Club. Écriture complète et 12 illustrations originales. JDH Éditions. Octobre 2022

Bourse de Paris, 10 grands patrons, 10 grandes histoires. Collection Les Pros de l'Éco. Écriture complète et 12 illustrations originales. Analyse économique de Jean-David Haddad. JDH Éditions. Avril 2022

Trois siècles de pensée économique. N. Piluso. 12 illustrations originales. Collection Les Pros de l'Éco. ». JDH Éditions. Avril 2022

L'ombre d'Ulysse. J.-H. Chevy. Haïkus. 21 illustrations originales. Collection Nouvelles Pages. JDH Éditions. Février 2023

Mona Nova. C. Fourrier. 11 illustrations originales. Collection Nouvelles Pages. JDH Éditions. Décembre 2022

Les enquêtes d'Icare, 10 illustrations originales. Lafont Presse Éditions. Septembre 2023

Les enquêtes d'Icare, tome 2. Avec réécriture complète. 22 illustrations originales. Lafont Presse Éditions. Mai 2024

Gatsby le Magnifique. F. Scott Fitzgerald. Dossier documentaire, nouvelle traduction et grands caractères. Mars 2024

Claude Gueux. Victor Hugo. Dossier documentaire, grands caractères. Mars 2024

Propos sur le bonheur. Alain. Dossier documentaire, grands caractères. Juillet 2024

Le tour du monde en 80 jours. Jules Verne. Dossier documentaire, grands caractères. Juin 2024

Contes pour enfants sages. Alain Maufinet. 6 illustrations originales réalisées en collaboration avec Victoria Laurent-Rouault. JDH Éditions. Janvier 2024

Les aventures de Kady et Thomas. Marc Tardieu et Aissatou Thiam. JDH Éditions. Février 2020

Romans, nouvelles, théâtre et pamphlets
par Yoann Laurent-Rouault

Le conard nu, roman. Collection Magnitudes (Pseudonyme : Arthur Saint Servan), JDH Éditions. Réédition en janvier 2020

Tu n'iras pas à l'école mon fils, pamphlet. Collection Uppercut, JDH Éditions. Décembre 2020

Tête de pion, journal, édition Norman. Mars 2005

Le roman en pièce, ou les petites cuillères de porcelaine rouge, théâtre. Collection Drôles de Pages, JDH Éditions. Juillet 2021

Les 84 marches, roman d'anticipation. Collection Black Files, JDH Éditions. Novembre 2021

L'anatomie de la Margueritte, recueil de textes (Pseudonyme : Arthur Saint Servan), JDH Éditions. Novembre 2019

La mutation des médias français. Illustrations par Victoria Laurent. Collections Les Indispensables, JDH Éditions. À paraître (1er semestre 2025)

La banquière, le vélo et le pinceau. (Pseudonyme : Landru) Nouvelles Pages, JDH Éditions. Juillet 2021

Les collectifs d'auteurs, orchestrés par YLR,
avec nouvelles originales et préfaces

Nos violences conjuguées. Nouvelle « Rue de la soif », Les Collectifs de JDH Éditions. Juillet 2020

Bouses de mammouth. Préface, texte « Bouse de Mammouth », Les Collectifs de JDH Éditions. Février 2021

Stupeur et confinements. Texte « Monsieur Le », Les Collectifs de JDH Éditions. Juin 2020

Monoparentalité, course en solitaire. Texte « Sacerdoce », Les Collectifs de JDH Éditions. Juin 2021

Cadavres écrits. Préface et nouvelle « Sainte Anne de la miséricorde », collection Black Files. JDH Éditions. Mai 2021

À l'encre de l'esprit. Préface et nouvelle « Le Caveau Club », collection F. Files. JDH Éditions. Octobre 2022

La dictature sanitaire. Collectif de 4 auteurs. Lettre ouverte. Pamphlet. Collection Uppercut. Mars 2020

Adaptation de Yoann Laurent-Rouault

La tragédie de Fidel Castro. Joao Cerqueira. Winner USA Best Book Awards & Beverly Hills Book Awards. Collection Magnitudes. JDH Éditions. Mars 2020

Biographies et livres d'entreprises
(Liste non complète à ce jour, plusieurs livres étant en cours de réalisation dans les domaines de l'immobilier, de la santé, de la recherche, des maladies orphelines, de la restauration…)

Immigration mon amour. (RATP Paris) Biographie de L. Aamou. Collection Baraka. JDH Éditions. Juin 2021

Au-delà des frontières de la médecine. Biographie d'Adnan El Bakri, chirurgien, pionnier de l'E-Santé en France. Collection Baraka. JDH Éditions. Mars 2024

Plongeurs-démineurs, des hommes ordinaires, biographie « fantôme » pour G. Garnier. Collection Nouvelles Pages, JDH Éditions. Avril 2022

De Bocuse à la Corrèze, Itinéraire d'un enfant gourmand, biographie « fantôme » pour B. Ducher. Préface du chef Tissot, Bocuse d'or. Collection Toque et Plume. JDH Éditions. Juillet 2022

Polare Paris, le sérum anti-âge miracle. Biographie d'entreprise avec 17 illustrations. JDH Éditions. Juillet 2023

Comment entreprendre après 60 ans. Biographie de Dominique Large. JDH Éditions. Août 2023

Anthedesign. Pour Hugo Essique, livre d'entreprise, guide pratique informatique. JDH Éditions, collection Les Indispensables. À paraître (2nd semestre 2024)

Détective privé : mode d'emploi. Livre d'entreprise pour Dominique Large. Illustrations de Victoria Laurent-Rouault. Collections Les Indispensables, JDH Éditions. À paraître (2nd semestre 2024)

Rising Stone, biographie pour Jean-Thomas Olano. Collections Les Indispensables, JDH Éditions. À paraître (2nd semestre 2025)

Biophytis. Vivre longtemps en bonne santé. Livre d'entreprise et livre d'entretiens scientifiques, pour Stanislas Veillet, René Lafont et Jean Marini. Collection Les Indispensables, JDH Éditions. Illustrations de Victoria Laurent-Rouault. Décembre 2023

Jean-Paul Anciaux, un destin. Biographie et mémoires politiques du député et conseiller ministériel Jean-Paul Anciaux, collection Baraka, JDH Éditions. Septembre 2024

Mort sur ordonnance judiciaire. Biographie de Didier Van Themsche (L'affaire Van Themsche), biographie et compte rendu juridique et enquête, Lafont Presse Éditions (écriture en cours, à paraître en décembre 2024).

Biographie de Jean-Luc Cadeddu, mémoire politique, franc-maçonnerie et réseau d'influences, élu de la République, Lafont Presse Éditions (à paraître en novembre 2024)

Catalogue plastique et photographique de Marie Maitre, commenté et organisé. Promotion littéraire d'œuvres d'art primées.

Biographie d'Aline Njobilar (Belgique), récit et livre humaniste, JDH Éditions (écriture en cours, à paraître en décembre 2024)

Livre d'entreprise d'Aline Njobilar. Bien-être au féminin et Luminothérapie. (Écriture en cours, à paraître en décembre 2024)

Le handicap sans frein, biographie de Magalie Guyot, illustration de Victoria Laurent-Rouault, JDH Éditions. Mars 2024

Biographie de Vanessa Castel, à paraître en novembre 2024

Dossiers documentaires illustrés réalisés dans la collection Les Atemporels pour JDH Éditions

Alain. Propos sur le bonheur. Préface et dossier documentaire. JDH Éditions. Janvier 2022

Allan Kardec. Le livre des esprits. Préface et dossier documentaire. JDH Éditions. Novembre 2021

Alexandre Pouchkine. La dame de Pique. Préface et dossier documentaire. JDH Éditions. Juin 2022

Alphonse Allais. L'affaire Blaireau. Préface et dossier documentaire. JDH Éditions. Septembre 2021

Alphonse Daudet. La chèvre de monsieur Seguin. Préface, dossier documentaire et illustrations. JDH Éditions. Septembre 2022

André Gide. L'immoraliste. Préface et dossier documentaire. JDH Éditions. Janvier 2022

André Gide. Les nourritures terrestres. Préface et dossier documentaire. JDH Éditions. Janvier 2022

Charles Baudelaire. Les paradis artificiels. Préface et dossier documentaire. JDH Éditions. Octobre 2021

Guillaume Apollinaire. Les onze mille verges. Préface et dossier documentaire. JDH Éditions. Septembre 2021

Jules Verne. Le tour du monde en 80 jours. Préface, dossier documentaire et illustrations. JDH Éditions. Avril 2023

Paul Eluard. Capitale de la douleur. Préface, dossier documentaire et illustrations. JDH Éditions. Janvier 2023

René Guénon. Autorité spirituelle et pouvoir temporel. Préface, dossier documentaire et illustration. JDH Éditions. Juin 2024

René Guénon. Les états multiples de l'être. Préface, dossier documentaire et illustration. JDH Éditions. Juillet 2024

Victor Hugo. Claude Gueux. Préface. JDH Éditions. Octobre 2019

Jean-Jacques Rousseau. Du contrat social. Préface et dossier documentaire. JDH Éditions. Octobre 2021

F. Scott Fitzgerald. Gatsby le Magnifique. Préface, dossier documentaire et illustrations originales. JDH Éditions. Septembre 2023

Le blé en herbe de Colette. Préface et dossier documentaire et illustrations originales, Novembre 2024

Bibliographie de Victoria Laurent-Rouault

Le handicap sans frein, biographie de Nathalie Guyot, JDH Éditions. Mars 2024. Illustration de Victoria Laurent-Rouault.

Biophytis. Vivre longtemps en bonne santé. Livre d'entreprise et livre d'entretiens scientifiques. (Pour Stanislas Veillet, René Lafont, Jean Marini.) Collections Les Indispensables. JDH Éditions. Décembre 2023. Illustrations de Victoria Laurent-Rouault.

Détective privé : mode d'emploi. Livre d'entreprise. Illustrations de Victoria Laurent-Roualt. Collection Les Indispensables, JDH Éditions.

Contes pour enfants sages, Alain Maufinet, 6 illustrations originales réalisées en collaboration avec Victoria Laurent-Rouault. JDH Éditions. Janvier 2024.

La France des Révolutions. Le grand livre des constitutions. Grand dossier documentaire, analyse historique et 30 illustrations originales en collaboration avec Victoria Laurent-Rouault à paraître (2° semestre 2025). Memoria Books.

Listes des sources et crédits
illustrations et photographies

La liste des sources est non exhaustive et pourra être fournie en intégralité par les auteurs à réception d'une lettre recommandée adressée à l'éditeur qui en fera dûment la demande auprès des auteurs.

Documentation personnelle de monsieur Dominique Large, de monsieur Yoann Laurent-Rouault des éditions JDH et de la Cat's Society. Les photographies de la présente édition appartiennent de plein droit à monsieur Dominique Large et les illustrations de mademoiselle Victoria Laurent-Rouault (Mademoiselle Yume Chat noir) sont protégées par un contrat d'édition (EDICO), le copyright de la Cat's Society et les lois afférentes à la propriété intellectuelles. Toute reproduction de ces œuvres, même partielle, est interdite en dehors de la présente édition. C'est également le cas pour les illustrations de monsieur Yoann Laurent-Rouault.

www.service-public.fr. Archives web des journaux *Le Progrès*, *Le Monde*, *Paris Match*, *Ouest-France*, archives de France 3 Télévision, la 5 et Arte, archive de l'INA, wikipedia.org/wiki/Collaboration policières sous le régime de Vichy, Legifrance.fr, nsp.org/fr/détectives/réglementation générale détectives, .groupe-indicia .com/la règlementation des détectives-prives, savoir-juridique. com, mydetective.fr, mondetectiveprive.com/pourquoi-engager-detective-prive-raisons, price.fr/finance/combien-cout-detective-prive-guide, fox-detectives.com/les-tarifs-dun-detective-prive/

L'encyclopédie Wikipédia a été consultée à 17 reprises sur différents sujets liés à la culture cinématographique, littéraire ou audiovisuelle, avocatdroitadministratif.fr/detective-prive-quelles-sont-les-limites-legales-de-la-profession, *Historia magasine*, *Entreprendre*, universalis.fr/encyclopédie/police-sous-vichy, site du CNAPS, cf2r.org/travailler-dans-le-renseignement/agents-de-recherche-privees-, site de l'URSAAF, cnil.fr, impots.gouv.fr, site de l'Assemblée nationale, francecarriere.fr/métier/agent-agente-de-recherches-privées, .maformation.fr/formations/métier, sites.service-information-publique.fr/vias/guide professionnel, leprogres.fr/faits-divers-justice, cabinetpannaud.com, marteau-peretie-avocat

Michaël Hecquet, directeur d'enquêtes privées à Lille, chargé d'enseignement Université Panthéon Assas, CERIPE, université de Montpellier, université de Paris-Sorbonne, police national.net, www.centre-europeen-formation.fr, legavox.fr, *Les enquête du commandant Icare* de Jean-Luc Cadeddu, village-justice.com, cnsp.org, savoir-juridique.com/detective-prive-jusquou-peut-il-aller,le droit.fr…

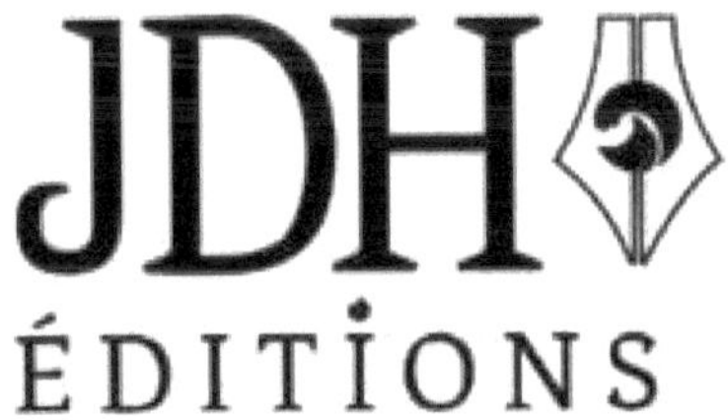

Suivez **JDH Éditions** sur les réseaux sociaux
pour en savoir plus sur les auteurs,
les nouveautés, les projets…

Inscrivez-vous à notre Newsletter sur
www.jdheditions.fr
Pour recevoir l'actualité de nos nouvelles
parutions